誤差ゼロを追求する

渡邊式
白内障治療

渡邊敬三

KEIZO WATANABE

幻冬舎 MC

誤差ゼロを追求する

渡邊式

白内障治療

渡邊 敬三 KEIZO WATANABE

幻冬舎 MC

はじめに

白内障は年齢を重ねると、誰もが罹患する可能性のある病気です。厚生労働省「科学的根拠（evidence）に基づく白内障診療ガイドラインの策定に関する研究」によれば、80歳以上の発症率はほぼ１００％といわれています（厚生労働省「白内障治療のガイドライン」より）。

白内障を根治するには手術が必要です。手術と聞くと不安を感じるかもしれませんが、白内障手術はここ30年ほどで、技術面でも設備面でも飛躍的な進歩を遂げました。それに伴い、日本で行われている手術のなかで「最も安全・安心な手術」といわれるようになりました。国内では現在、年間１４０万件もの手術が行われています（厚生労働省「平成29年社会医療診療行為別統計」調べ）。

しかしその一方で、白内障手術を受けた患者さんから多くの不満の声も上がるようになりました。

２０１８年の医学雑誌『Ophthalmology』で発表された論文データによると白内障手術を受けた人のうち、術後の視力が想定どおりになったのは約7割とされています。つまり、約3割の患者さんは期待していたとおりの結果を得られていないということです。これでは術後に不満を抱く人が多くても仕方がないのかもしれません。

なぜ術後にこのような不満が残ってしまうのでしょうか。

誤解を恐れずにいうと、それは白内障手術を行う病院やクリニックによって、手術の〝精度〟に大きな差があるからです。

白内障手術は眼を切開して水晶体を取り出し、そこに水晶体の代わりとなる人工眼内レンズを挿入する治療です。白内障の病気を「取り除く」という意味では、これで手術の役目は終わります。

しかし実際には、数多くある眼内レンズのなかから患者さん一人ひとりに最適なものを選び、それを正確な位置や角度で眼内に挿入するところまでをまっとうしなければ、治療は完結したことにはなりません。なぜなら、術後の患者さんに「以前より眼が良くなった」「よく見えることで毎日の生活が快適になった」と感じるような視覚機能を提供することも、白内障手術に課せられた重要な役割の一つだからです。

「QOL（Quality of Life、生活の質）」という言葉がよく使われますが、眼科では

「ＱＯＶ（Quality of Vision、視覚の質）」という表現も使います。患者さんの術後のＱＯＶ向上こそ、白内障手術の最大の目的であると私は考えています。

私は近畿大学医学部を卒業後、同附属病院や大阪にある府中病院などで眼科医として12年間研さんを積んできました。その後２０１６年に現在のクリニックを継承し、最新の技術や医療機器を導入して日々の診療に従事しています。

かつて術後に発生する視力誤差について強い疑問を感じた私は「安全・安心という評価に満足していてはいけない。もっと多くの患者さんに期待どおり、またはそれ以上の視力を手に入れてもらうにはどうすればいいのだろうか」と真剣に考えるようになりました。

そこで治療の全工程を見直し、患者さん一人ひとりに寄り添った綿密なコンサルテーション（問診や相談など）で術後の見え方に関する希望を正しく把握すること、そのうえで最適な眼内レンズ選びができるように正確かつ精密な検査を行うこと、そして検査結果を正確に反映した安全で誤差のない手術を行うことに徹底的に力を注ぎました。そのために必要と考える最新の機器・装置もすべて導入しました。

この方法を用いることにより、当クリニックの白内障手術の精度は急激に上昇しました。術後の視力が想定どおりの数値となった患者さんのパーセンテージは、従来の方法を用いていた時期がおよそ70％だったのに対し、現在は97・5％にまで到達しています。

本書では、なぜこれほどまでに当クリニックでは術後の視力誤差を抑えられたのか、私が追求し、日々実践している「最善の白内障治療法」について、できる限り分かりやすくご紹介していきます。

本書を通して、多くの人がより良質な白内障手術を受け、期待どおりの視力を取り戻し、快適で幸せな生活を送ることができるよう、心から願っています。

目次

第2章
「渡邊式・白内障治療」は、ほかの治療と比べて何が、どう違うのか

第3章 誤差ゼロを追求する「渡邊式・白内障治療」

①正確かつ高精度な精密検査

第4章 誤差ゼロを追求する「渡邊式・白内障治療」②個々の暮らしに合わせた最適な眼内レンズ選び

第5章　誤差ゼロを追求する「渡邊式・白内障治療」③術後の誤差を徹底排除する最先端機器

第6章 白内障手術の疑問に答えるQ&A集

第7章 「渡邊式・白内障治療」で最高の視力を手に入れよう

第1章

そもそもなぜ白内障は起こるのか？

白内障は誰もがかかる眼の病気

本書をご覧になっているあなたは、今、どのような状況にあるでしょうか。

「眼科で『白内障』と診断されたから白内障手術について知りたい」かもしれませんし、「検査はまだ受けていないが、白内障ではないか」と不安に思われているかもしれません。

もし前者なら、この第1章を飛ばして、第2章から読み始めていただいても構いません。ここでは白内障とはどのような病気か、どんな症状があると白内障の可能性が高いかなどを書いていきます。ですから、すでに白内障と診断されている方には診断前の段階へ戻る、復習のように感じられる部分も少なくないでしょう。

もちろん「自分が罹患した白内障についてきちんと知っておきたい」と思われる場合は、診断後でもきっと参考になることがいろいろありますので、ぜひお読みください。

第1章

そもそもなぜ白内障は起こるのか？

では後者の「検査はまだ受けていないが、白内障ではないか」と思われている方。あなたはなぜ「白内障かもしれない」と考えたのでしょうか？

私のクリニックを訪れる患者さんたちに聞くと、

「同世代の友人に『眼が見えにくくなった』とこぼしたら『白内障じゃない？』と言われた」

「今は白内障になる人が多いと聞いたから」

「白内障なら簡単な手術で治せるというし、ほかの難しい病気になっているよりは白内障のほうがいいなと思って」

といった声を耳にします。

おおむね正しい情報を入手されているようですが、このなかに1カ所だけ、誤解を含む部分があります。それは「今は白内障になる人が多い」というところです。

確かに「〝白内障〟って最近、よく聞くな」と感じている人も多いでしょう。しかし白内障は、昔も今も、年齢を重ねれば誰もがかかる眼の病気です。昔の人が白内障にならず、最近になって白内障が増えた、というわけではありません。

それが最近になってよく聞かれるようになったのは、昔は今ほど手術が行われていなかったからです。白内障手術の技術が進歩しておらず、多くの人は白内障を抱えながらも、眼の不自由さを我慢して毎日を送っていたと考えられます。

皆さんのご両親、あるいはおじいさん、おばあさんの世代を思い出してください。「眼がかすんで、誰かに手を取ってもらわなければ安心して歩けない」「眼鏡を作り替えても視界がぼやけるから、年のせいだと諦めた」という話を身近で聞きませんでしたか?

そういう人すべてが、とは言いませんが、おそらく大多数は白内障を患っていたと考えられます。

罹患率は60代で約80%、80代はほぼ全員

図表1をご覧ください。これは日本人が白内障を発症する時期を示したグラフです。世代別に見ると50代は40~50%、60代は約80%、70代は約90%が白内障を発症し、80代になるとほぼ100%の確率で白内障になっていることが分かります。つまり「白内障は高齢になれば誰もがかかる病気」と言うことができます。

図表1　年齢別に見る白内障の発症割合

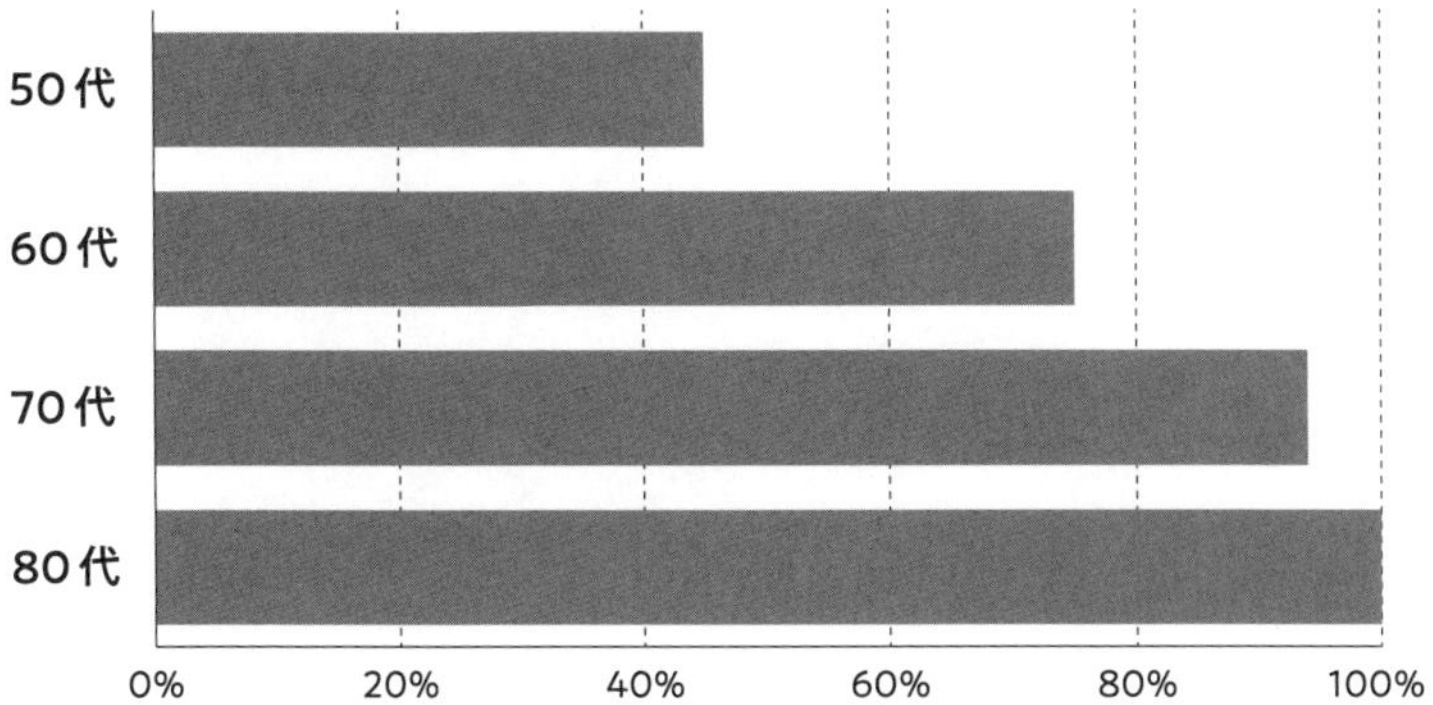

出典：白内障LAB「白内障かな？と思ったら」

　ただし、この全員がただちに手術治療が必要な状態になっているというわけではありません。放置すれば、いずれは悪化してしまう病気ですが、発症後に軽度の状態が長く続くこともありますし、発症する場所によっては自覚症状が現れにくいケースもあります。

　例えば花粉症で眼がかゆくて眼科へ行ったとき、診察した眼科医に「白内障の症状も出ていますね。まだ大丈夫ですが、見えにくさを感じるようになったら治療したほうがいいでしょう」と言われたりするかもしれません。これは必ずしも「白内障を発症＝早期治療が必要」ではないことを意味します。

白内障を患った人の見え方や症状

読者の皆さんのなかには、自分が「白内障かもしれない」と疑っている方もいらっしゃるかもしれません。今気になるのは「どのような症状があると白内障の可能性が高いのか？」ということでしょう。

ここでは白内障にかかっている人に現れやすい症状を挙げてみましょう。ご自分が当てはまるかどうか、日頃の生活を振り返りながら読んでください。

白内障に多い症状

◇眼がかすむ
◇対象（人や物など、見るものすべてを指します）が霧やかすみ、もやなどがかかったように白く見える
◇視界がぼやけている
◇対象が二重・三重に見える

◇夜や暗い部屋で対象が見えにくくなる
◇夜の照明や光、日中でも日射しなどを以前より「まぶしい」と感じやすくなった
◇右眼と左眼で見え方が異なる
◇眼鏡（特に老眼鏡）を作り替えても、すぐに度が合わなくなった
◇視力が低下した
◇眼が疲れやすい

思い当たる項目があった方は、白内障になっている可能性があります。

ただ、これらの症状が起きるのは白内障に限ったことではありません。ほかの眼の病気によって起きる場合もありますし、あるいは、その日の眼の調子に左右されている場合もあります。老眼（老視）にも似たような症状が多いものです。

そこで33ページに、各症状が起きる原因やメカニズムなども書き加えた「白内障セルフチェック」を用意しています。本章ではこのあと「白内障とはいったいどのようなものか？」ということを具体的にご説明しますので、「水晶体」や「皮質白内障」などの単語を理解できるようになったらセルフチェックを行ってみてください。

眼の構造とメカニズム

白内障はごく簡単にいうと、眼の「水晶体」という部分が濁ってしまう病気です。図表2は、眼の構造を単純化して描いたイラストです。このなかで水晶体は、眼の表面に近い部分に位置しています。

ところで「物が見える」という現象は、どのようなメカニズムによってもたらされるかご存じでしょうか。

まず、人間は光がないと眼が見えません。光は「角膜」から眼に入ると「瞳孔」を通り、奥にある「水晶体」に達します。

水晶体まで来た光は、さらに奥の「硝子体《しょうしたい》」へ進みます。硝子体は無色透明のゼリー状の組織です。その前面に水晶体があり、後部には「網膜」があります。

網膜は視細胞をはじめとした多くの細胞の集合体で、像の形や色、明暗を感じ取り、視神経を通じて、脳に光刺激を伝達し、情報を伝えます。

これが「見える」メカニズムです。

図表2　眼の構造

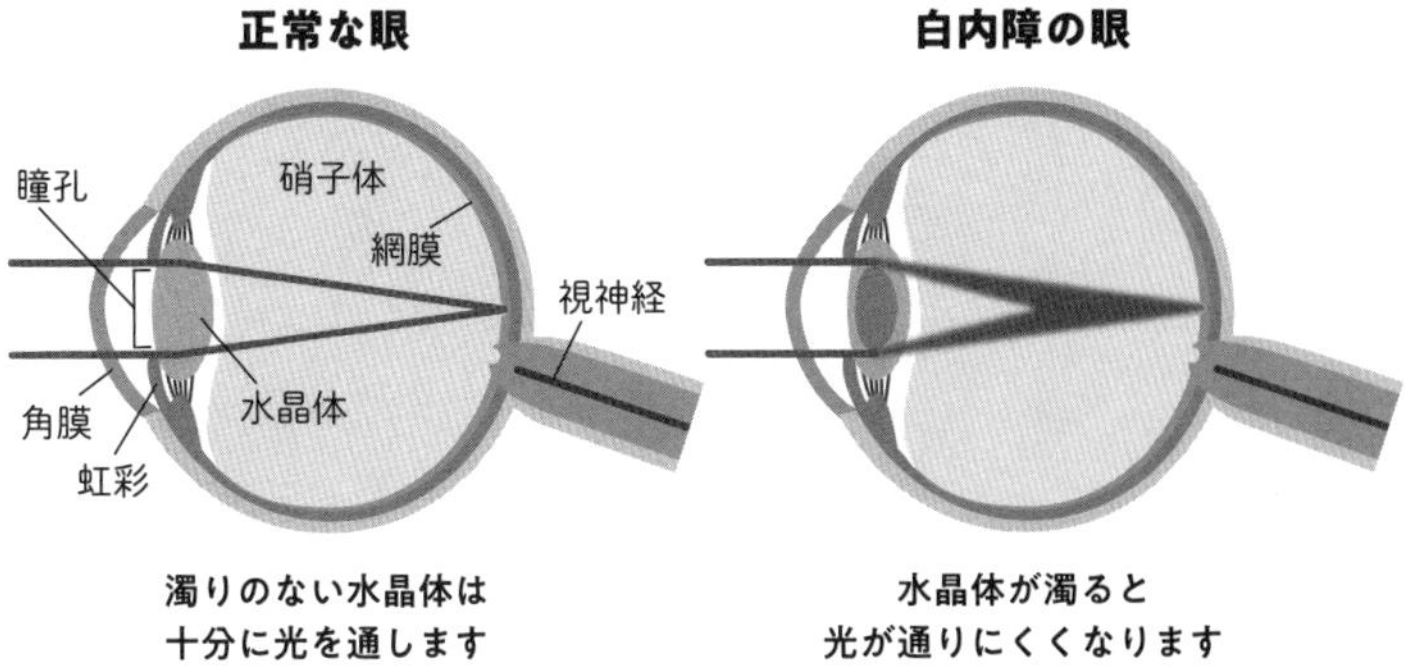

出典：白内障LAB「白内障とは」

水晶体は、カメラに例えればレンズに当たり、「ピント（焦点）調節部」の機能を担っています。

生まれたての赤ちゃんの水晶体は、見事なほど透き通っています。水晶体は光をよく通しますが、濁ると光は通りにくくなります。まるでレンズが曇りガラスになったような状態といえば分かりやすいでしょうか。この濁りをもたらすのが白内障という病気なのです。

また、濁りは最初から水晶体全体を覆うとは限りません。全体が少しずつ濁ってくる場合もありますし、水晶体の一部にポツン、ポツンと現れ、それが広がったり、あるいは部分的に濃くなったりし

図表3　毛様体とチン小帯

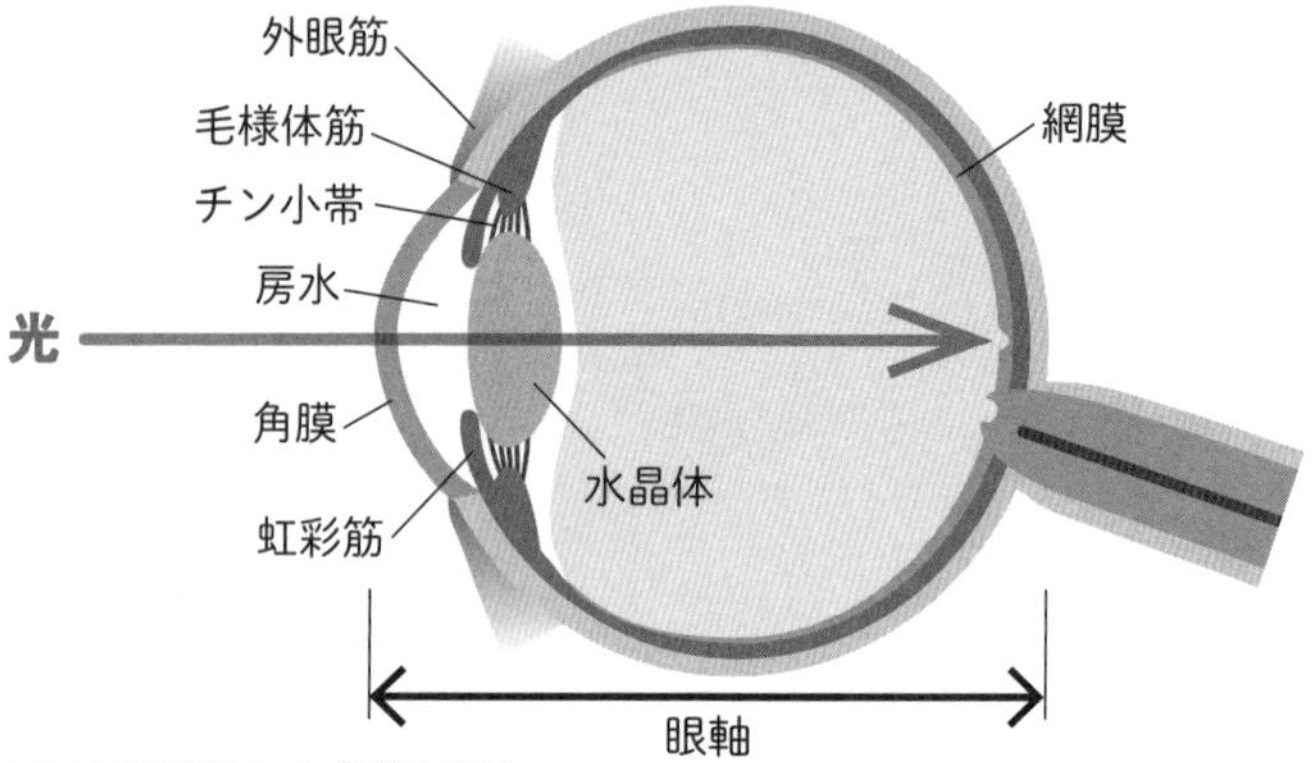

出典：視力回復の研究ノート「眼筋と視力」

ます。

濁りの場所により、患者さんに現れる主な症状は異なってきます。視界が白くかすんでぼやけることもありますし、ものが二重・三重に見える場合もあります。

なお、水晶体のピント調節機能は、水晶体の周辺を囲む「毛様体」という組織と、そこから水晶体と毛様体とをつなげている「チン小帯」という部分が関係します（図表3）。

水晶体は見る対象の距離に応じて厚くなったり、薄くなったりします。近くを見るときはチン小帯が緩んで水晶体を厚い状態にし、遠くを見るときはチン小帯が縮んで水晶体を薄い状態にするというようにして対象にピントを合わせているのですが、加齢によって水晶体、毛様体、チン小帯の伸縮性が弱まり、ピントをスムーズに合わせられなくなった状態が「老眼（老視）」です。

白内障の種類 ―発症原因による分類―

次に、白内障の種類についてお話ししましょう。

白内障にはいくつかの分類法があります。本書では、白内障の患者さんが耳にする機会が多いと考えられる三つの分類法をご紹介します。すなわち「発症原因による分類」と「濁りの場所による分類」と「濁りの進行度による分類」の三つです。

まず「発症原因による分類」を挙げます。発症原因で分けると、白内障には次の8種類があります。

1　加齢性白内障

「老人性白内障」ともいい、高齢になると発症する白内障です。80歳以上の罹患率がほぼ100％であることは前述のとおりですが、早ければ40代から発症しますので一概に〝老人性〟とはいえません。

白内障になった人の実に90％は、この加齢性白内障であるとされています。

2　先天性白内障

生まれたときから発症している白内障です。先天素因（遺伝的なもの）による場合と、母胎内で感染した場合とがあります。先天性白内障は視力の発達が遅れる可能性がありますので、できるだけ早く手術治療を受けることが大切です。

なお、この先天性白内障に対し、ほかの加齢性白内障、若年性白内障などを「後天性白内障」と総称することもあります。

3　若年性白内障

20～30代で発症する白内障を若年性白内障と呼びます。若くても発症する理由は詳しく分かっていませんが、後述する紫外線やストレスなどの複合的要因、また潜在的に持っている白内障になりやすい因子などが関係するといわれています。

4　アトピー性白内障

アトピー性皮膚炎の合併症として起きる白内障です。アトピー性皮膚炎との因果関係はまだ解明されていませんが、かゆみのために眼をかいたり、たたいたりする刺激が影響していると考えられます。また、免疫の異常によってアトピー性白内障が発症することもあります。

5　外傷性白内障

眼に怪我をしたり、物が強く当たったりなどの外傷で起きる白内障です。衝撃で水晶体が急速に濁った場合は、ただちに手術が必要です。なかには怪我をしてから数年後に発症するケースもありますので、眼に傷を負った人は定期的に検査を受けたほうが安心だと思います。

6　薬剤性白内障

白内障以外の病気の治療のために処方された薬の成分が引き起こす白内障です。例えば、アトピー性皮膚炎はじめアレルギー疾患の治療に用いられることの多いステロイド剤は、長年、多くの量を使用していると白内障のリスクが高まるという可能性が指摘されています。喘息の内服薬や、呼吸器などに用いられた場合も同様です。

7　糖尿病性白内障

糖尿病は、ブドウ糖をエネルギー源として利用するために必要なインスリンの分泌に異常をきたし、血糖値が慢性的に高くなる病気です。血糖をうまくコントロールできなくなると、水晶体にソルビトール（糖の一種）が蓄積することがあります。この蓄積が合併症としての白内障を誘発しやすくすると考えられています。

糖尿病を患っている人は若年層でも白内障の発症率が高く、加齢性白内障の進行も速まる傾向があります。白内障だけでなく糖尿病性網膜症を起こす危険もありますので、定期的に検査を受けて早期発見を心がけることをおすすめします。

8　併発白内障

白内障以外の病気が原因で発症したものを指します。網膜はく離の手術の合併症として、数年後に発症することもあります。

白内障の種類　―濁りの場所による分類―

次に「濁りの場所による分類」です。

図表4　水晶体の濁り方

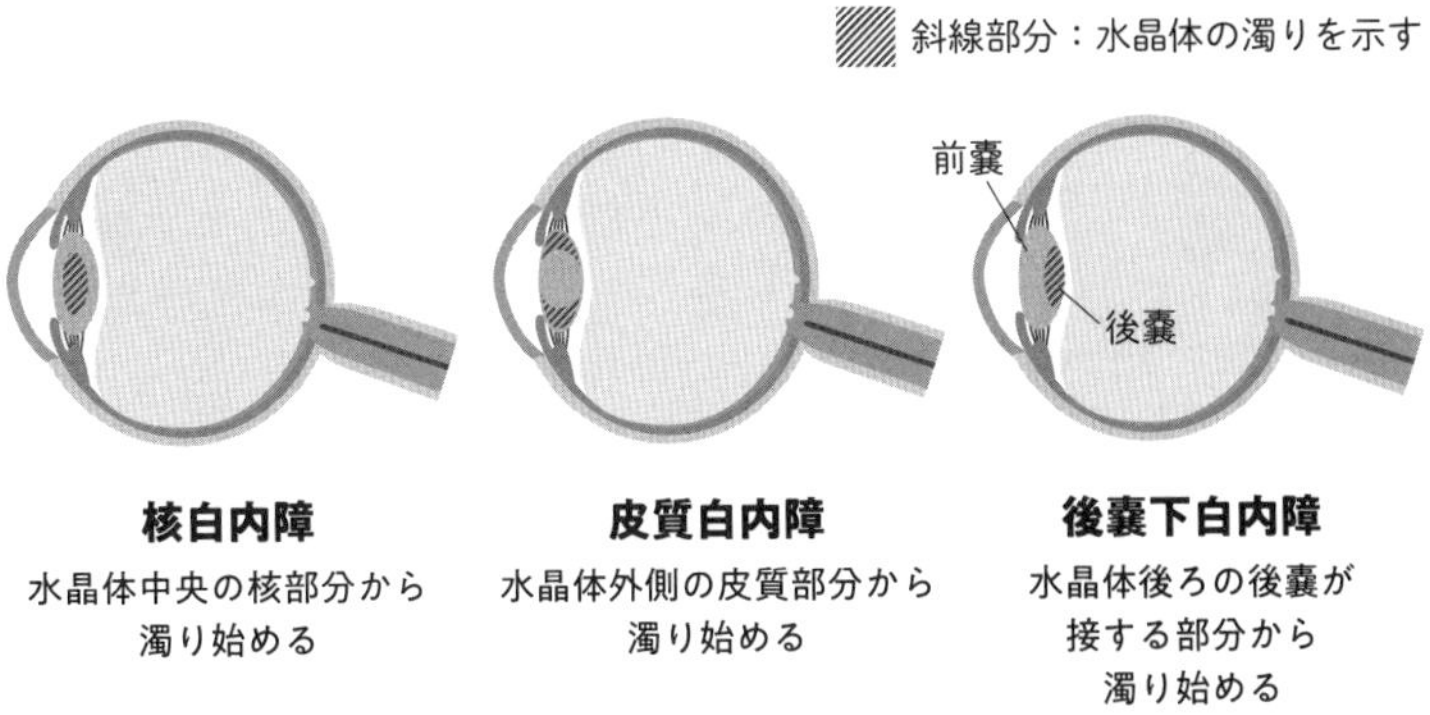
斜線部分：水晶体の濁りを示す
前嚢
後嚢
核白内障
水晶体中央の核部分から濁り始める
皮質白内障
水晶体外側の皮質部分から濁り始める
後嚢下白内障
水晶体後ろの後嚢が接する部分から濁り始める

出典：白内障LAB「白内障の種類」

先ほど「濁りの場所により、患者さんに現れる主な症状は異なってきます」と述べました。その場所は、水晶体を前から見た場合、水晶体中心部の「核」、水晶体周縁部の「皮質《ひしつ》」、そして水晶体の後ろ側を覆う嚢《ふくろ》「後嚢《こうのう》」に分けられ、そこに濁りが発症した白内障をそれぞれ「核白内障」「皮質白内障」「後嚢下白内障」と分類します（図表4）。ちなみに水晶体の前面は「前嚢《ぜんのう》」という嚢が覆っており、前嚢と後嚢の両方をまとめて「水晶《すいしょう》体嚢《たいのう》」とも呼びます。

1　核白内障

外部の光は水晶体の中心部にある核の部分を通って眼に入ってきます。核の部分から濁り始めるのが核白内障で、自覚症状が出にくいという特徴があります。

主に「眼鏡を変えても視力が改善されない」「色の判別がつきにくい」「遠くが見えづらくなり、近視が進んだ」「なぜか老眼が治ってきた」などの症状が起きます。

2　皮質白内障

水晶体皮質が濁る白内障を指します。発症初期は皮質の周辺部から濁り始めるので自覚症状が現れづらいですが、進行に伴い中心部が濁り始めると、まぶしさ、かすみが顕著となります。

皮質白内障の場合、自覚症状が顕著に現れたときには、白内障がかなり進行している可能性が高いということです。

「車のヘッドライトなど夜間の光がまぶしい」「明るいところで見えにくくなる」「対象が二重・三重に見える」などの症状があれば、皮質白内障が進行しているかもしれませんので、できるだけ早めに受診することをおすすめします。

3　後嚢下白内障

水晶体の後ろ側を覆う後嚢から濁り始める後嚢下白内障は、アトピー性白内障、糖尿病性白内障、ステロイド剤による薬剤性白内障などに多く見られます。したがって、若年層でも発症するケースがあり、「視力が急に低下した」「明るい場所に出るとまぶしさを感じやすくなった」などの症状を感じたときは注意が必要です。

白内障の種類 ―濁りの進行度による分類―

三つ目の分類は濁りの進行度による分類法です。これは「初期」「中期」「成熟」「過熟」の４種類があります。

1　初期白内障

水晶体の皮質の部分に濁りが生じ始めた段階を指します。自覚症状はほとんどなく、まだ日常で不便を感じることもあまりないでしょう。加齢性白内障の場合、40～50歳でこの段階にある人が多数を占めます。

2　中期白内障

水晶体の濁りが核の部分に及び始めた段階です。少しずつ「視界がかすむ」「明るい場所でやけにまぶしさを感じやすい」といった自覚症状が現れるようになります。この段階で眼科を受診すれば早期治療につながりますが、実際は「これも老眼の症状かな？」などと自分で判断して、そのまま放置してしまう人も少なくありません。

3　成熟白内障

濁りが核に広がり、水晶体全体が濁っている段階です。黄色↓茶色↓こげ茶色↓黒色へと進行していきます。眼のかすみやまぶしさを感じやすいだけでなく、視力の低下や見え方の異常が著しく現れるようになります。

成熟白内障は年単位で進行するものです。近年は茶色の段階まで濁りが進行している人は見ますが、黒色の状態にまで進んでいる人は見かけません。ただし、後進国ではまだまだたくさんいます。

4　過熟白内障

水晶体全体が真っ白に濁っているものです。真ん中の核は柔らかいものから硬いものまでさまざまですが、このタイプはある段階で急激に進行するので注意が必要です。

硬くなった水晶体や真っ白になったもの、つまり成熟白内障や過熟白内障は手術が難しくなりますし、手術前の診察でほかの病気があるかどうかの確認ができず、手術後の視力の予測ができないこともあります。

当クリニックの場合、手術が困難なほど悪化してから来院する患者さんの数は5％に満たない程度ですが、これにはおそらく地域差があると思います。近所に眼科がなければ症状が出ても診察を受けに行くのがおっくうになるでしょうし、白内障についての情報が少なくて「白内障と診断されたら、手術しなくてはいけない」と敬遠してしまう人もいるかもしれません。

軽度の白内障なら、点眼薬で進行スピードを遅らせる治療法もあります。まずは気軽に受診して、医師に現在の眼の状態を聞いてみましょう。

種類で変わってくる症状や進行スピード

眼科医はこれら「発症原因」「濁っている場所」「濁りの進行度」を複合的にとらえて患者さん個々の白内障の状態を診断します。

例えば初期の皮質白内障なら、一般的には症状が現れにくいものです。患者さんが日常で不自由を感じていなければ、医師は「しばらく様子を見て、眼がかすむなどの症状が出てきたら治療したほうがいいですね」とか、あるいは「濁りの進行を遅くするために点眼薬を処方しましょう」などとアドバイスします。

ただし糖尿病を患っている人には、定期的な受診を強く推奨します。前述のように、白内障の約90％は加齢性白内障です。早ければ40代から発症しますので、糖尿病だけでなく、さまざまな生活習慣病が現れてきやすい年齢層と重なります。

その年代で視力に何か違和感を覚えたときは、早めに眼科を受診してみましょう。

白内障セルフチェックをしてみましょう

白内障はさまざまな面で「自覚症状」が判断基準の一つになる病気です。例えば、水晶体に濁りがあっても本人が「不自由・不便を感じない」と言うなら手術は時期尚早ですので、もう少し様子を見てから判断してもいいかもしれません。

次の項目をチェックしてみましょう。当てはまった数に応じて白内障である可能性が変わってきます。

なお、それぞれの番号に関する解説も記しています。どのような意味がある設問か、セルフチェックのあとに確認してみてください。

セルフチェック項目

①　年齢は50歳以上である
②　新聞を読んでいると疲れる
③　その日の天気や時間帯によって、見えにくさの度合いが違う
④　遠くの景色を見たとき、左右の眼で見え方が異なる
⑤　日射しが強い場所にいると、異様にまぶしさを感じる
⑥　夜間の月や照明の光がにじんで見える
⑦　片眼で見たとき一方の眼だけ、あるいは両眼とも二重・三重に見える
⑧　テレビのテロップ（字幕）や人の顔がぼやけて見える
⑨　老眼鏡が不要になった（近くのものが見えやすくなった）
⑩　眼鏡を新調したのに、３年以内に度数が合わなくなった
⑪　視力のせいで自動車免許の更新ができなかった

⑫　遠くの標識が見えにくくて違和感があるが、眼の痛みや充血は特にない
⑬　ステロイド剤を長期にわたり使用している
⑭　糖尿病を発症している

以上全14項目中、8項目以上が当てはまった人は、白内障の可能性が極めて高いといえます。

5～7項目の人は、まだ日常で不自由を感じるほど進行していないにせよ、白内障を発症している可能性があります。

3～4項目の人は白内障ではなく、疲れ眼かもしれません。

2項目以下の人はほぼ、白内障の心配はないでしょう。ただし「大いに当てはまる！」と感じる症状が1項目でもあった場合は、白内障またはほかの眼の病気の可能性も出てきます。

白内障が発症していることに気づかず、悪化して手術を終えたあとに「世の中はこんなに明るかったんですね」と驚く人は少なくありません。できるだけこまめに眼の状態や見え方をチェックし、以前と比べて違いがあると感じたら、一度、眼科

を受診してみましょう。

セルフチェック項目の解説

①白内障で最も多いのは加齢性白内障です。これは50～60代の約半数に症状が認められ、加齢とともに発症のリスクが高まります。

②新聞のように細かい文字を読むと眼が疲れるのは、水晶体のピント調節機能がうまく働かなくなっていると考えられます。働かなくなった理由は加齢による機能低下の可能性が高く、老眼などでも同様の症状が出ますが、水晶体が濁っているせいで機能が低下する場合もあります。

③「晴れた日」「曇りの日」「夜間」それぞれで見え方が違うようなら、水晶体が濁っている可能性があります。

④白内障は片眼ずつ発症のタイミングが違う場合と、両眼がほぼ同時に発症して進行する場合とがあります。片眼が発症したときは、左右の眼で見え方が異なるため、セルフチェックのポイントになります。特に遠くの景色を見たときに、見え方の違いが顕著に現れます。

⑤　水晶体が濁ると、眼に入ってきた光がまっすぐに進まなくなります。濁りが生じた場所や濁りの進行度によって症状は異なりますが、まっすぐに届かない光が眼のなかで散乱したり、反射を起こしたりすることがあります。強い日射しや逆光を受けて「以前よりやけにまぶしい」と感じるのはそのせいだと考えられます。

⑥　夜に月や照明がにじんで見えるのも、⑤と同じように光の散乱が起きているためです。特に皮質白内障や後嚢下白内障の場合、光の散乱が生じて、にじみを感じやすくなります。

⑦　物が二重・三重に重なって見えるのは核白内障に多い症状です。夜、片眼ずつで月を見ると症状の有無が分かりやすいと思います。両眼とも白内障でも、左右で濁りの生じた場所や進行度が異なるはずなので、片眼ずつで試してみましょう。もし両眼で見ても二重・三重になっている場合、白内障以外の眼の病気が原因かもしれません。

⑧「眼がかすむ」「ぼやけて見える」「霧がかかったように見える」というのは皮質白内障に多い症状です。濁りが皮質から核の部分に広がるにつれて、それらの症状がさらに強くなります。

⑨　核白内障と考えられます。核の部分の濁りが進行すると、核自体が硬く大きくなり、そのせいで光の屈折率が変化し、一時的に近視のような状態になることがあります。老眼の人は「近くが見えやすい、老眼が良くなったのかな」と勘違いしやすいので注意が必要です。

⑩　白内障の症状は水晶体に生じた濁りが原因であるため、眼鏡やコンタクトレンズの度数を変えても根本的には改善できません。度数の調整で多少は現状より見えやすくすることはできるでしょうが、その間にも白内障は進行していきます。3年以内に「また度数が合わなくなった」と感じるようなら白内障の疑いがあります。

⑪　「自動車の免許更新へ行ったら視力で引っかかった」と言って来院される方は大勢いらっしゃいます。自覚がないまま視力が落ちていたことにも、注意しなければなりません。白内障は緩やかに進行することが多いため「見えにくくなったな」と感じても、その見え方に慣れ、徐々に視力が低下していることに気づかないまま過ごしがちです。

⑫　標識が見えにくくなり、にじみやぼやけなどの違和感があるようなら白内障と

考えられます。ただし水晶体には神経や毛細血管が通っていませんから、眼の痛みや充血などの症状が起きることはありません。万が一あれば、ほかの眼の病気の可能性も考えられます。

⑬ ステロイド剤を長期にわたり使用すると、白内障の発症リスクが高まるといわれています。喘息の内服薬や呼吸器、アレルギー性皮膚炎の塗り薬など、日常的にステロイド剤を使用している場合は眼科を受診したときに伝えましょう。

⑭ 糖尿病は糖尿病性白内障を発症しやすいだけでなく、加齢性白内障の場合にその進行を早めることがあります。糖尿病も白内障も、自覚症状がほとんどないまま進行する病気です。治療には血糖コントロールを指導する内科と、白内障の経過観察をする眼科の連携が必要になります。

放置すると、こんな危険性も

白内障は、患者さん自身が「眼がかすむ」とか「やけにまぶしい」などの違和感を持ったときが眼科を受診するタイミングの目安になります。そういう意味で自覚症状のチェックはとても有効なのですが、反面、気を付けなければならないこともあります。それは「自分の違和感を過小評価しないようにする」ということです。眼は毎日、当たり前のように使っているものですから、見えないなら見えないなりに、どこか具合が悪ければ悪いなりに、その状態にいつのまにか慣れて違和感を忘れがちです。

例えば成熟白内障で濁りがかなり進行し、日常生活でいろいろ支障をきたしていると思われる患者さんでも「昔と同じ」「不自由を感じたことはない」と言うことがあります。そして、そういう方ほど白内障手術を受けたあとに「世の中はこんなに明るかったんですね」と術前・術後の変化に驚くことが多いのです。

進行した白内障を放置していると、そのぶん、治療に困難が伴う可能性が高くなります。

まず一つには、手術の難易度が高まる場合があります。白内障は進行すると濁りが固まってしまうため、それを切除する作業に通常より時間がかかりやすいのです。

また、硬くなった濁りを取り除くために力をかけすぎると、水晶体を支えているチン小帯などの周辺組織に負担が及ぶことがあります。そのせいで術中・術後に合併症を招きやすくなるのも不安なところです。

もう一つ、白内障を放置していた結果、その間に発症したほかの眼の病気に気づかない危険性があります。

例えば緑内障や加齢黄斑変性などは、高齢になるほど発症しやすい眼疾患です。これらは白内障より治療が困難で、発見が遅れると失明に至る恐れも出てきます。「白内障を治療しに行ったら、別の眼の病気が見つかった」というケースは、実はさほど珍しくありません。

「白内障なら、それほど悪化する前に自覚できるだろう」と思われるかもしれませんが、眼は一生使う大切なものです。違和感を覚えたら眼科を受診する、または日頃から定期的に受診するという習慣を持っていただければと思います。

白内障を予防することはできる？

ところで患者さんに、

「白内障は予防できますか？」

「白内障にならないように気を付けることはありますか？」

といった質問を受けることがあります。

白内障は高齢になれば誰もがかかる眼の病気で、いわば老化現象のようなものです。発症を100％防ぐのは非常に困難といえます。それは老眼を免れる人がいないのと同じです。

しかし、発症をできるだけ遅らせるために、あるいは発症した白内障の進行スピードを緩やかにするために、日常生活で心がけると効果を期待できることはいくつかあります。白内障の「原因」と考えられている危険因子をできるだけ避けて日常を送るのです。

白内障発症の因子になると考えられているものを挙げながら、日常で予防する方法を紹介しましょう。

1　紫外線を防ぐ

紫外線は体内に入ると活性酸素というものを発生させ、身体の酸化を促します。水晶体に含まれているタンパク質が酸化すると、変質して濁ってきます。これが白内障の正体です。

眼は光を取り込むことによって、物が見える状態になります。とりわけ水晶体は光が集まる部分ですから、光のなかに含まれる紫外線の影響も避けることができません。

したがって、強い紫外線を長時間にわたって浴び続けるのは避けたほうが望ましいと考えられます。紫外線は若年性白内障の要因にも挙げられますので、若いうちから注意を払ったほうがいいでしょう。

できるだけ、眼に入る紫外線の量を少なくするためには、紫外線カットの機能を持つサングラスや、つばの広い帽子などを用いるのが効果的です。

２　喫煙しない

喫煙が白内障の発生リスクを上昇させることはすでに実証されています。喫煙で発生する窒素酸化物が水晶体のタンパク質や、水晶体内部に存在するα－クリスタリンという特別な種類のタンパク質に悪影響を及ぼすと考えられています。

まだ詳しく解明されていない部分もありますが、健康被害の見地からも、たばこが「百害あって一利なし」の有害物質であることは皆さんご存じのとおりです。たばこに含まれるニコチンは毛細血管を収縮させて血流障害を引き起こしますし、たばこの煙にはビタミンCを破壊する成分が含まれています。研究では1本吸うごとに体内から25～70㎎のビタミンCが減少するという数値も出ています。喫煙の習慣はできるだけ早くなくしましょう。

３　飲酒は適量がベスト

10年ほど前、オーストラリアの研究機関が「アルコール摂取と白内障の発生率に関連性はあるか」という研究を行ったことがあります。

その報告によると、アルコール摂取と白内障手術のリスクには、関連が見られることが分かりました。大量に飲むのはもちろんよくありませんが、一方で、まったく飲まない場合も白内障手術の可能性が増加する傾向がありました。そして適度な飲酒は、禁酒または大量のアルコール摂取と比較して、白内障手術の発生率が50％低くなると結論付けています。

厚生労働省が推進する国民健康づくり運動「健康日本21」では、年齢による違いはありますが、適度な飲酒量は「1日平均純アルコールにして約20g」と定義しています。これは500㎖のビール1本分、日本酒1合、ワインは200㎖、ウイスキーだとダブルで1杯です。

飲めない人は無理に飲む必要はありませんが、適量の飲酒で白内障を遠ざけましょう。

4　糖尿病に気を付ける

糖尿病にならないよう気を付けることは、白内障を予防する意味でもとても重要です。糖尿病は30～40代でも糖尿病性白内障を引き起こします。また最も多くの人が発症する加齢性白内障も、糖尿病によって進行スピードが速まることが指摘されています。

日頃からバランスの良い食事と適度な運動を心がけ、健康診断を定期的に受けるなど、糖尿病を患わないよう注意してください。

5　抗酸化作用のある食べ物を摂る

抗酸化作用のある食べ物を積極的に摂取することで酸化による水晶体の混濁の予防効果が期待できます。栄養素としてはビタミンCを多く含むもの（果物・野菜・緑茶・焼きのりなど）、ベータカロチンやルテインを多く含むもの（緑黄色野菜など）、ゼアキサンチンを多く含むもの（緑色野菜など）が白内障予防に効果があるとされています。

白内障かどうかを調べる検査はどこで受ける？

さて、ここまでを読んで「私は白内障かもしれないな」と感じた方は、早めに眼科へ行って診察を受けてみましょう。「細隙灯《さいげきとう》顕微鏡」という特殊な顕微鏡で水晶体の状態を調べてもらえば、白内障を発症しているかどうか簡単に知ることができます。

白内障かどうかを診断するための検査は、眼科であれば全国どこでも受けられます。ですから自宅に近い場所、交通の便の良い場所などにある医療機関から選んでも構いませんが、もし選択の余地があるのなら、実際に白内障手術を行っている眼科を選ぶのも良いでしょう。

白内障かどうかを診断するには検査を受けるだけですから、実際に手術を行っているかどうかは関係ないと思われるかもしれません。しかし、手術を行っていない眼科では白内障を発症していても、視力の低下のみを進行度の判断基準にする傾向があります。この場合の進行度とは「手術が必要なほど進行しているか」、あるいは「まだ手術をしなくてもよい程度の白内障か」といった意味です。つまり視力が0・5か、1・0かなどの数値のみを重要視して、これは手術が必要な程度の白内障、こちらはまだ進行していない白内障というような判断を下してしまいやすいのです。

白内障はこれまで見てきたように、眼のかすみやまぶしさ、物がダブって見える、にじんで見えるなど、いろいろな症状が起こり得る病気です。視力の数値がそれほど低下していなくても、それらの症状が日常の視覚生活を不自由にさせているかもしれません。

できることなら手術を含む白内障治療を日常的に行い、白内障について熟知している眼科で検査を受けたほうがいいでしょう。そのほうが患者さん個々の白内障の特徴や、今後に予測される進行の過程なども専門家の立場で的確にアドバイスをしてくれると思います。

渡邊'sポイント

「手術」の言葉を聞いても驚かないで

白内障と診断され、手術を受けたほうがいいと言われた場合、私のところも含め、多くの医療機関では「手術を受けられますか？」「次回の診察の予約を取りますのでそれまでにご家族と相談されますか？」といった話をします。

お友だちの話などを聞いて、「自分の症状は白内障かな？」と感じながら来院される方は、「やっぱりそうか！　じゃあ手術をしよう！」と決心されるのは早いですが、白内障だと言われたことにショックを受け、「えっ！　手術をしないといけないの⁉　まだなんとか見えているから手術したくない！」という反応をされる方もいます。

来院される患者さんの反応はさまざまですし、白内障の進行具合もそれぞれです。手術をするかどうか、するならいつするか、皆さんと相談しながら、楽しい毎日をお過ごしいただくお手伝いができればと思いながら診察しています。

考えられる治療法① 初期なら点眼治療も

章の最後に、白内障の治療法について簡単にご説明します。

白内障の治療法は、点眼薬（目薬）で行う「点眼治療」と、濁った水晶体を取り除いて代わりの眼内レンズを入れる「手術治療」に大別されます。

ただし先にお断りしておきたいのは、白内障を根治できる治療法は今のところ手術だけだということです。白内障治療が急速に進化した現代でもなお、水晶体の濁りを取り除いて、よく見える眼を復活させる方法は手術以外に見つかっていないのです。

点眼による白内障の予防、進行抑制効果については、手術と同等の基準を満たす薬効評価がなされておらず、効果については限定的です。

しかし「根治はできなくても、しばらくは白内障の進行スピードを抑えて過ごしたい」という場合があります。例えば「まだ自覚症状がないので手術は先にしたい」「ほかの病気の治療中だから終わってからにしたい」「仕事が忙しくて休めない」というときなどです。

強度近視の方や老眼による症状が強い方のなかには「コンタクトレンズをつけるのが面倒」「老眼鏡が合わない」といった理由で白内障手術を早めに受けたいと希望される方がいらっしゃいます。しかし、白内障手術の技術は日進月歩です。最近は眼鏡を使用せずに遠くも近くも見えるような多焦点眼内レンズも開発されていますが、メリットがいろいろある反面、デメリットもあります。

5年後、10年後にはもっと良いレンズが出ているかもしれません。

ある患者さんの例を紹介します。

70歳くらいの男性で、近くが見えにくいという症状で他院を受診され、白内障手術を勧められたという方が、セカンドオピニオンを求めて当クリニックに来られました。検査をすると白内障は軽度のもので、お困りの症状は老眼によるものでした。話を聞くと、若い頃から眼が良くて眼鏡をかけたことはなく、老眼鏡を使ったこともないということでした。他院で手術を勧められたので、手術をする気持ちだったようですが、「まずは眼鏡を使用しませんか？　それでも不自由なら手術をするということでもいいのではないですか？」とご提案し、眼鏡の使用で快適な生活を送られています。

ご友人などの情報から年齢的にも白内障を意識し、「医者からも手術を勧められたから」という理由で手術をしてしまう方もいます。手術をするときは、白内障の進行具合、年齢、身体の状況、家族構成、ライフスタイル、医療の進歩など、さまざまなことを総合的に判断し、手術以外の代替案の有無についても考える必要があるということを理解してほしいと思います。

処方される点眼薬には、次のようなものがあります。

1　ピレノキシン製剤

白内障を引き起こす物質の一つに「キノイド物質」があります。キノイド物質は水晶体中の水溶性タンパク質を不溶性に変え、それが濁りとなって水晶体に沈着します。ピレノキシン製剤はこのキノイド物質の成長を防ぎ、水晶体の混濁化を抑制して白内障の進行を遅らせるための点眼薬です。

初期段階の白内障には有効とされていますが、眼瞼炎《がんけんえん》（瞼《まぶた》に生じる炎症）や結膜炎、接触皮膚炎などが副作用として起きる場合があります。かゆみや刺激感、白目や顔が赤くなる、目やにが出るなどの症状に気づいたときは使用を中止し、眼科医に相談してください。

2　グルタチオン製剤

グルタチオンは肝臓や筋肉など、体内に広く分布する抗酸化物質です。グルタチオン製剤は、白内障の進行に伴って減少するグルタチオンの量を補い、濁りの原因である不溶性タンパク質の増加を抑えます。

ピレノキシン製剤と同じように、水晶体の透明性をできるだけ保つために働く点眼薬ですが、やはり刺激感や充血が起きる場合がありますので、その際は眼科医に相談しましょう。

考えられる治療法②　根本治療は手術一択

ひとたび濁った水晶体は、残念ながら元に戻すことはできません。点眼治療で進行スピードを遅らせることはできますが、「眼がかすむ」「二重・三重にダブって見える」「まぶしさを強く感じる」といった症状を取り除くには手術治療が必要です。

白内障手術は簡単にいうと、濁った水晶体を取り除き、そこに水晶体の代わりとなる人工のレンズを入れる手術です。人口のレンズは「眼内レンズ」と総称されます。手術と聞いただけで「外科的治療は怖い」と身構えてしまう方もいるかもしれませんが、現代において白内障手術は10～20分程度で済む安全な手術です。麻酔も点眼薬で行うなど、痛みや身体への負担が極力ないように配慮されています。諸症状で日常に支障をきたすようになったら、安心して手術を検討してください。

白内障手術には何種類かの術式・方法があり、眼科医が患者さんそれぞれの眼の状態や白内障の進行度を診ながら最善の術式・方法を選んで患者さんに提示します。ここでは最も一般的な「超音波水晶体乳化吸引術」と「レーザー白内障手術」の２種類を紹介しましょう。

１　超音波水晶体乳化吸引術

まず角膜の端の部分をメスで２㎜ほど切開し、水晶体の前嚢を５㎜ほど切り取ります。そこに超音波を当て、水晶体の中身である核と皮質の部分を断片に分割しながら砕きます。砕いたものを吸引して取り除き、中身がなくなった水晶体嚢のなかに眼内レンズを挿入して洗浄します。

手術はこれで終了です。傷口は小さいので、自然に塞がります。手術による出血量もごくわずかな安全性の高い手術です。

現在、日本国内で行われている白内障手術は、大多数がこの超音波水晶体乳化吸引術です。

2 レーザー白内障手術

内容は超音波水晶体乳化吸引術と同じですが、角膜の切開、前嚢の切開、核の断片化という工程をレーザー照射で行います。このレーザーは「フェムトセカンドレーザー」という名称の特殊なものです。コンピューター制御のもとに照射が行われるため、より正確で眼に優しく、精度と安全性の高い手術が可能です。

しかし、レーザー白内障手術を行っている医療機関は、まだ少数に限られています。レーザー白内障手術に用いる装置が高額なこともあり、導入の意義と有用性を検討しながら従来の超音波水晶体乳化吸引術を用いているところが大半のようです。

レーザー白内障手術については、第5章で詳述したいと思います。

第2章

「渡邊式・白内障治療」は、ほかの治療と比べて何が、どう違うのか

何を基準に医療機関を選びますか？

白内障という病気のおおよそのことは、第1章で理解していただけたのではないかと思います。

白内障を患い、それがすでに手術治療が必要な程度まで進行していると診断され、そして患者さん自身も「白内障手術を受けよう」と決めたとしましょう。

次にすることは、手術を受ける医療機関の選択です。患者さんはどのような基準で、どのような点に着目して、白内障手術を受ける医療機関を選べばよいのでしょうか。

というのも、私は来院した患者さんから、

「いろいろな病院やクリニックのホームページを見ましたけど、何がどう違うのか分かりませんでした」

「兄が手術した眼科では『眼内レンズは1種類しかない』と言われたらしいんです

けど」

「たくさん手術しているお医者さんほど名医なんですか？」

などなど、手術を受ける眼科を選ぶときに困ったという経験談をよく聞くのです。

「先生がどんな治療をするか知りません。でも近所の人が『ここで手術したら、良くなったよ』と言うので来ました」

と話される患者さんもいて、それはとてもうれしい言葉ですし、実際「口コミがいちばん信用できる」という声もよく聞きます。インターネット上などに流れる匿名情報はそうとも言い切れませんが、友人や知人など周りに白内障手術を経験した人がいれば、体験談を聞くと参考になるでしょう。

しかし、身近にそういう相手がいるとは限りません。

ここでは眼科医の一人として、白内障手術を受ける医療機関を選ぶときに注目すべきポイントなどを紹介します。そして同時に、従来世の中に流布されている、さまざまな〝名医〟の価値基準の信憑性・信頼性などを考えていきたいと思います。

選択基準①　白内障手術を日常的に実施しているか

まず優先させて考えたいのはやはり「安全性」です。日帰りでも受けられるので「白内障手術は簡単な手術」ととらえられがちですが、外科的治療である以上は、万が一にも医療事故につながらないよう留意しなければなりません。

この点については、日本の眼科全体がある程度、一定の安全水準を満たしている状況といって良いでしょう。白内障手術は、ここ20～30年間で大きな技術的進歩を遂げました。

少しだけ歴史を振り返ると、白内障手術は当初、白内障のために濁った水晶体のすべてを取り出すという方法の手術から始まりました。その頃はおよそ20～25㎜程度の眼の大きさに対し、約10㎜の大きさで眼を切っていました。まだ人工眼内レンズが発明されていなかったので水晶体を切除したままにするしかなく、術後は分厚いレンズの眼鏡をかけて水晶体の機能を補うしかありませんでした。

やがて水晶体の代わりになる人工眼内レンズが登場し、手術後の視力が大幅に向上するようになりました。そのあとは、いかに眼に優しく（低侵襲）、いかに正確で安全な手術を行うか、という方向で白内障手術の技術は進歩してきたのです。

手術を必要とする高齢者層が増えたこともあり、今日では全国各地の眼科医療機関で年間約１４０万件もの白内障手術が行われています。眼科の技術的なレベルも安定し、「白内障手術は、どの医療機関で受けても安全・安心」という声も聞かれるほど、広く信頼を得るようになりました。

もちろん概して「安全性が高い」といっても、医療機関による差異は存在します。それを判断する目安の一つになるのは、「白内障手術を日常的に行っている医療機関かどうか」「白内障手術に力を入れている医療機関かどうか」という点の比較です。日常的に白内障手術を実施している医療機関なら、白内障手術に関するスキルや勉強は一定以上に積み重ねていると推測できます。たまにしか手術を行わなければ、技術的に不慣れになりやすいのは自明の理といえるでしょう。

選択基準② 複数種類の眼内レンズを用意しているか

ただ、日常的に白内障手術を実施している医療機関であっても、新しい白内障治療の導入に積極的であるわけではありません。有り体にいえば、十年一日のような白内障手術を続けている保守的なタイプの医療機関です。

前述のように白内障手術は、ここ20～30年で大きく進歩しました。それを支えているのは、切除する水晶体の代わりとなる人工眼内レンズの多種多様化や、手術や検査に用いる機器・装置などハード面の発達です。その進化のスピードはとても速く、日進月歩と表現しても過言ではありません。

眼科医はそれらに対応すべく、実技と理論の習得を積み重ねます。常に新しい情報を消化し、最先端の技術を身に付けていなければ、今現在における「最善の治療」を患者さんに提供できないのが白内障手術であると私は考えています。

そこで次にチェックしてほしいのが、扱っている眼内レンズの種類や、検査・手術に用いる機械類の質です。

例えば人工眼内レンズには「単焦点眼内レンズ」といわれるグループと「多焦点眼内レンズ」といわれるグループとがあります。最初に発明されたのは単焦点眼内レンズで、その機能を改良した多焦点眼内レンズがあとから登場しました。日本で一般的に普及し始めたのは、単焦点眼内レンズが1980年代、多焦点眼内レンズが2000年代です。

しかし、現在もなお単焦点眼内レンズのみを使って白内障手術を行い、多焦点眼内レンズを扱っていない医療機関も存在します。その医療機関なりのポリシーが何かあるのでしょうが、患者さんの立場で考えれば、眼内レンズに選択の余地がないことはかなりのデメリットになります。

単焦点眼内レンズと多焦点眼内レンズでは、術後の眼の見え方に大きな違いがあります。その違いは第4章で改めて述べますが、例えば一点をはっきり鮮明に見たい人の場合は単焦点眼内レンズ、広い範囲をおしなべて見えるようにしたい人は多焦点眼内レンズというように、患者さんそれぞれのライフスタイルに応じて、ふさわしい眼内レンズが異なってきます。その選択ができないのは不自由なことではないでしょうか。

また、単焦点眼内レンズ・多焦点眼内レンズそれぞれに「トーリック」と呼ばれる種類があります。これは乱視を矯正できる特殊な眼内レンズです。

トーリック眼内レンズは、患者さんの乱視の強さや状態に応じ、的確な度数や挿入角度の数値を計算して使わなければなりません。乱視が改善できるように使用するには技術が必要ですし、手間もかかります。そのため扱っている医療機関は限られています。

白内障手術に使用している眼内レンズの種類の数は、医療機関によってまちまちです。特に多焦点眼内レンズは、多種多様なタイプが登場しています。

しかし、「白内障手術の眼内レンズは1種類です」「白内障手術で乱視は治せません」もしくは「治す必要がありません」と言われることもあるかもしれません。

そのようなことを言われたときは、それはその医療機関に限った話で、一般的には複数の種類の眼内レンズがあること、乱視を治せる白内障手術もあることを最低限覚えておいてください。

選択基準③　時代に合った機器・装置を導入しているか

手術や検査に用いる機器・装置など、大型のツールについても眼内レンズと同様です。従来は不可能だった正確な検査や手術が、新しい機器・装置を導入することによって可能になる場合があります。高額なものが多いので、そう簡単には買い替えられませんが、進歩のスピードが速い白内障手術にはハード面の対応力も求められます。

ただ、その医療機関がどのような機器・装置を使っているかの情報は入手しにくいものです。

比較的分かりやすいのは、前章でも紹介したフェムトセカンドレーザー白内障手術（FLACS）を行っている場合かもしれません。これは、従来は手作業で行ってきた白内障手術のおよそ8割の部分をフェムトセカンドレーザーという特殊なレーザーを用いて行うものです。

レーザー照射による切開は精巧で安全性がより高く、眼内レンズを計算どおりの位置や角度に固定しやすいなどの長所があるため、私のクリニックでも導入しています。レーザー白内障手術については第5章で詳しくご説明します。

しかし、レーザー白内障手術の機器を導入している日本の医療機関はまだ少なく、全国でも数十カ所と普及率が低いのが実情です。そのためホームページの診療案内などに「レーザー白内障手術を行っています」と明記している医療機関が多く見受けられます。

そのほかの機器・装置について、採用している機種などの情報はほとんど外部に伝わってきません。

「そこまで詳しい違いを知りたい患者さんはいないだろう」という思いなのかもしれませんが、本書にこれから出てくる「フェムトセカンドレーザー」「ORAシステム」「イメージガイドシステムVERION」などの名称を覚えたら、訪問した医療機関で「こういうものがあると聞いたのですが」と尋ねてみてください。

医師がよく知らないようなら、気を付けたほうがいいと思います。導入するかしないかは別にして、少なくとも「最新の機械にはこういうものがあり、それを用いると、このような検査や治療ができる」という現状を把握しておくことは臨床医の務めといえるのではないでしょうか。そうでなければ、せっかくの白内障手術の進化を見過ごすことになります。

いずれにしても新しい機械類を使いこなすには、それに応じた理論と実技の習得が必要です。

医師は「新機能を備えた機器が開発された」という情報を聞いたら、メーカーから仕様書や説明書を取り寄せ、実物に触れてメカニズムを確認したり、先行する海外の研究論文を読んだりして安全性や有用性、用いるときの留意点などを調べます。そうしてメリットとデメリットを把握し、実際の治療に採用するかどうかを検討するのです。

導入したあとも患者さんの治療に使用する前に、入念な分析と研修を重ねて実用に備えます。

実はこの部分が重要で、最先端の機器・装置を導入し、さらに自分なりの改良を重ねていくことが、精度の向上につながるのです。

大病院で白内障手術を受けるメリットとデメリット

遠方の患者さんに通院可能な距離の医療機関を紹介するときによく尋ねられるのは、
「大学病院とか大きいところのほうが安心ですか？」
という質問です。

この答えは意外と難しいもので、できれば「ちょっと待ってくださいね」と言って、その人の近隣の病院の治療方針などを確かめたいところです。というのも、白内障手術は大病院で受けるほうが「安全で安心」とは限らないのです。

白内障だけでなく、ほかの眼の病気、例えば網膜前膜などの手術も同時に行ったほうが良い場合には、入院設備のある大病院で手術を受けられたほうが良い場合があります。

また、大病院にかかる前に確かめておきたいのは、その病院が治療に採用している眼内レンズの種類や、機器・装置の充実度です。特に機器・装置は一台一台の値段が高く、手術室がいくつもある大病院が機械類を一新しようとすると莫大な費用がかかります。そのため大病院は最新型の高性能な機器・装置を導入することに慎重で、いち早く導入する医療機関はクリニック（医院）のほうが多いといわれているのです。

大病院で治療を受ける場合には、白内障を専門としているのか、ほかの疾患の治療がメインなのか、ホームページなどでチェックしてみましょう。病院かクリニックか、規模が大きいか小さいかはひとまず忘れて、治療内容を比べて納得できるような医療機関を探すのが賢明だと思います。

「年間の手術件数が多い＝名医」ですか？

ここで一つ、読者の皆さんに一緒に考えてほしいことがあります。

皆さんは新聞や雑誌、テレビ、インターネットなどのメディアで、「○○医師は年間1400件の白内障手術を手がける名医」「ここ10年、毎年1000件以上の白内障手術を行ってきたスゴ腕ドクター」といったフレーズをご覧になったことはないでしょうか。

白内障手術に限ったことではありませんが、私はこの「年間の手術件数が多い＝名医」と件数だけで評価するのには違和感を持っています。

手術件数は患者さんからの人気度を表し、「それほど人気が高い」すなわち「名医だからたくさんの患者さんがやってくる」と解釈されるのかもしれません。しかし、本当に年間の手術件数だけで眼科医としての技術的評価を判断して良いのでしょうか。

病院の勤務医を経て自分のクリニックを開いた頃、私も「年間1000件以上の白内障手術をして名医になろう！」と志した時期がありました。

医師やスタッフの人数を増やして効率化を図ろうかとも思いましたが、院長である私自身がこのクリニックの理念や方向性をしっかり確立して実行することが先決だと考え直したのです。

そこで医師1人のクリニックが機能的に診療できるスケジューリングや各室の配置などのシステムを考え、看護師や検査技師らスタッフとの連携を良くして、患者さんが快適かつスムーズに診療を受けられるよう工夫し、診療時間が終わったあとも夜遅くまでクリニックに残って患者さん個々の治療計画を立てる時間に充てていました。

開業して3年が経つ頃、手術件数は600件ほどになりました。その後も手術件数は増加していきましたが、手術前検査の予約枠が700件を超える頃にはパンク寸前となってしまったのです。「どうしたらもっと件数を増やせるか」と考えてはみましたが、どうにもなりそうにありませんでした。

「なぜ手術件数を増やせないのか？」と考えてみると、答えは簡単なところにありました。なんのことはない、私はほかの眼科に比べ、患者さん1人の診療に2倍以上の時間をかけていたのです。

それに気づいたとき、私は「手術件数の多さを目指す必要は何もないな」と悟りました。

確かに件数の数字を掲げるのは誰にでも分かりやすい指標で、数多く存在する白内障手術の実施医療機関のなかで差別化を図るには効果的な手法です。しかし私が目指すのは、個々の患者さんにおける「術後の満足度の高さ」なのです。

その目的のために検査や問診、治療計画の相談などを綿密に行うと、必然的に1人あたりにかける時間は長くなってしまいます。手術件数の多さと正確な治療は、残念ながら両立できるものではないと考えています。

現在でも、私のクリニックの手術件数は年間700件ほどです。以前より減らしましたが、多くの患者さんから、

「思ったとおりの見え方が実現した」

「丁寧に治療してもらってよかった」

「待合室で待たされたわけではないので、時間がかかるとは感じなかった」
「治療期間の長さや手間は目先のこと、よく見える眼はこれから一生お付き合いする宝物」

などと喜びの声をもらっています。治療完了時に行うアンケートでも、ほとんどの方が「今の見え方や眼の状態に満足している」という回答で、自分たちの治療方針が支持されているとうれしく思います。

信頼できる全国の〝同志〟を求めて

白内障手術といえば日帰り手術が多いこともあり、患者さんのなかには「できるだけ家から近い眼科で手術しよう」と考える人が多いかもしれません。確かに手術当日だけでなく、術前・術後にも診察や検査があることを考慮すれば、通院しやすい場所の医療機関を選ぶのは理に適った選択方法の一つといえます。

もし近隣に「ここで手術を受けたい」と思う眼科がなければ、最近は国内医療ツーリズムという考え方も広まっています。白内障手術でいえば、良い医療機関の近くのホテルに1泊し、手術と翌日の診察を受け、あとの診察は近隣の眼科に通うという方法を取るのです。

私のクリニックでもそのような患者さんに対応していますが、本音をいうなら1泊でなく、術後5日間は滞在してほしいところです。手術の翌日、5日後と経過を確かめるための診察が続きますし、術後に何か異変が起きた場合、すぐに来院して治療を受けられるような場所にいてほしいからです。

しかし、それほど長く滞在できる患者さんばかりではありません。次善策は、その患者さんの通院可能なエリア内で私が信頼している眼科医を紹介することです。私が担当から外れても、執刀医が術後経過を長く見守ることのほうが患者さんにとっては有益だと思います。

ただ残念ながら、全国のネットワークがあるわけではありません。人格的・技術的に信頼する同業の先輩や友人は全国にいますが、医師にはそれぞれ医療に対する理念や、譲れない信念のようなものがあります。私の治療方針に納得して手術を希望してくださった患者さんを紹介するなら、同じ治療方針を持つ医師に依頼したいのです。すなわち徹底した検査と精密な手術で屈折誤差ゼロを追求する治療です。

本書は読者の皆さんが、あるいは読者の身近な人が白内障手術を受けるときに「信頼できる眼科医」を探す手がかりの一つになればと願って書きましたが、一方で、自分の白内障手術の方法を明らかにすることで、私自身も「信頼できる同業の同志」を増やしたいと考えています。また、白内障手術の啓蒙と思いを同じくする医師の輪を広げ、紹介するために「白内障ＬＡＢ」というＷｅｂサイトも立ち上げています。

白内障手術で生じる「屈折誤差」とは何か

私のクリニックを受診する患者さんの満足度が高い理由は、術後に患者さんが期待したとおりの見え方を実現できているからだと自負しています。

単に患者さん個々の治療にかける時間を長くして〝丁寧さ〟を追求しても、術後に満足してもらえる結果が得られるわけではありません。少なくとも治療する側は、客観的な数値に表れる向上の成果を見て「患者さんが満足された理由はここにある」と確かな手応えを感じるのです。

具体的な例として、「屈折誤差」の話をしましょう。

読者の皆さんは、眼科医のホームページや取材記事のコメントなどのなかで、

「白内障手術に誤差はつきもの」

「多少の誤差が生じるのは不可抗力なので致し方ない」

といった言葉を見かけたことはないでしょうか。

この「誤差」は、正しくは「屈折誤差」を短縮した言葉であり、発言の内容は、「術前に計画したとおりの視力にならないことは、白内障手術ではままある」ということを意味します。

では計画どおりの視力にならなかったとき、どんな不都合が起こり得るのでしょうか。

「スマートフォンの文字をはっきり読みたい」と希望したのにぼやけて見えたり、反対に「遠くの景色をきれいに見たい」と思ったのにおぼろげになったりすることがあります。場合によっては「眼鏡はいらなくなりますよ」と聞いていたのに、実際には眼鏡をかけなければならない状況が日常生活に多く出てくるようになることもあります。

「本当に多少の屈折誤差は仕方がないか」というと、私は「〝多少〟にも限度がある」と考えています。1・0の視力が0・9〜0・8になる程度なら、患者さん自身の眼の見え方には実感を伴う場面が少ないかもしれませんが、0・6ともなれば見え方に歴然とした違いが生じます。

そして、患者さんが自覚せざるを得ないような大幅な屈折誤差は、精密で丁寧な検査を行えば防ぐことができます。私のクリニックでは、術後の屈折誤差±０・２５D以内の患者さんが80％、±０・５D以内の患者さんが97・5％を占めています。

残念ながら、１００％とするのは難しいのが現状です。しかし、一般的には屈折誤差±０・５D以内の患者さんの割合は70％といわれているので、それよりは高い割合であることがお分かりいただけるかと思います。

眼の屈折力を表す単位「D」

屈折誤差について理解を深めていただくために、ここでは前項の最後に出てきた「D」という単位の説明をしましょう。難しくなりますので、急ぎの方は流し読みでだいたいの内容を知ってください。

「D」は「ディオプトリ」または「ディオプター」と読み、レンズの屈折度（眼の屈折力）を表す単位です。

一般の人は「私の視力は１・２」とか「０・７」など、視力検査で出た数字で「眼が良い」「眼が悪くなった」と判断すると思いますが、これは裸眼視力を示す数字です。眼科ではそれを、その人の裸眼視力を矯正できるレンズの度数で示すようになっています。

そもそも眼科でいう「屈折」とはなんでしょうか。

第1章で触れたように、眼の構造はカメラに似ています。眼に入った光がレンズ（角膜と水晶体）のところで角度を変え（屈折）、それがフィルム（網膜）に当たって「見える」という現象をもたらします。このうち、角膜と水晶体が光を屈折させる力の度合いを「屈折力」といいます。

光が1カ所に集約されるピント（焦点）が網膜上で合えば、像がはっきり結ばれてよく見える状態になります。これが「正視」の状態です。

角膜と水晶体の屈折力が強過ぎると、像は網膜より手前で像を結んでしまうため、網膜に浮かぶ像はピンボケします。また同じ屈折力だとしても、角膜から網膜までの距離（眼軸）が長ければ像は網膜に届きません。これが「近視（近眼）」です。

同じように、屈折力が弱過ぎたり眼軸が短かったりして網膜の後ろで像を結ぶのが「遠視」、角膜の歪みによって屈折が乱れ、どこにも像を結べない状態が「乱視」です。

近視・遠視・乱視は、まとめて「屈折異常」と呼ばれます。どれも「屈折に異常があって、ピントが網膜に合わない状態」ということができます。

この屈折異常を正視の状態にするために必要なレンズの度数が、眼科ではDという単位で表されているわけです。

眼科の医療機関でなくても、例えば眼鏡店へ行ったとき、店員さんに「私の視力は0・7です」と裸眼視力だけ伝えても、眼鏡やコンタクトレンズを買えません。眼鏡のレンズやコンタクトレンズもDの単位で度数が区切られているからです。

Dの数値は「裸眼でピントが合う距離をm（メートル）表示した数字の逆数」であり、「D＝1÷焦点距離（m）」という数式で導き出します。このとき正視の眼を「0」とし、凹レンズを用いる近視は負の値（マイナス）、凸レンズを用いる遠視は正の値（プラス）で表します。

例えば、裸眼だと0・5m先でちょうどピントが合う人の場合で、近視の人なら−2D、0・2mでピントが合う近視の人なら「1÷0・2＝5」で−5Dです。

このように、Dの絶対値（プラス・マイナスを外した数値）が大きいほど屈折度は強く、正視にするために用いるレンズの度数も強くなります。

80％以上が屈折誤差±0・25D以内

さて、先ほど「私のクリニックでは、術後の屈折誤差±0・25D以内の患者さんが80％、±0・5D以内の患者さんが97・5％を占めています」と書きました。

白内障手術で生じた屈折誤差が±0・25D以内なら体感では差異がなく、「期待どおりの鮮明な視界を得ることができた」と感じられます。

±0・5Dの誤差であれば、それほど支障がないので「許容範囲」といえるでしょうが、±0・75を超えると視力がぼやけて感じるようになります。体感でも「期待したような見え方にならない」と自覚することになるでしょう。

このような白内障手術の屈折誤差に関する数値は、日本においてはまだ公表されている統計がありません。したがって、国内のほかの眼科医療機関と比べてこの数値が大きいか小さいか、多いか少ないかなどの評価を下すことはできませんが、海外では過去に、大規模な統計で研究結果が報告されたケースがあります。

それは白内障手術と屈折矯正手術の学会誌『J Cataract Refract Surg』の2018年4月に発行された号に載っている「白内障手術後の屈折異常の危険因子」という報告書です。

標準的な白内障手術後の屈折結果を調べるため、ヨーロッパ12カ国から白内障手術を行っている眼科クリニック100件を選び、2014年1月1日から2015年12月31日までの2年間に報告された白内障手術のうち、経過観察のデータを利用できる28万2811症例（平均年齢74歳）について屈折誤差を調べました。

その結果、屈折誤差±0・5D以内が72・7％（20万5675症例）、±1・0D以内が93％（26万3015症例）であることが分かりました。

研究では±0・25D以内の症例数やパーセンテージは報告されていませんが、

20名近くの報告者らは、

① 推奨する屈折誤差の範囲を「±0・6D以内」から「±0・45D以内」に変更する

② 医療機関ごとの屈折誤差に関する最低ラインを「少なくとも87%の患者を±1・0D以内に」から「少なくとも90%の患者を±1・0D以内に」に変更する

という二つのことを提案しています。

つまり、白内障手術における屈折誤差は「±0・45D以内なら許容範囲、±1・0Dが守るべき最低ライン」ととらえていると考えられます。

これらを念頭に置くと、私のクリニックの「屈折誤差±0・5D以内が97・5%、±0・25D以内が80%」という数字は、世界的に見ても高水準といって差し支えないでしょう。

重視したいのは患者さん個々の「術後満足度」

私のクリニックの屈折誤差が件数・平均値とも低い数値で推移するようになったのは、3年ほど前、検査のあり方を見直して徹底的に精度を追求し始めてからです。それまでの白内障手術において生じる誤差±0・5D以内は約70%で、±0・25D以内の症例はもっと少ないので累計を出していませんでした。要するに、前掲のヨーロッパ12カ国の調査から浮かび上がった数字とほぼ変わらないレベルだったのです。

それが、正確で入念な術前検査と術中検査を行うようになって以来、屈折誤差が急速に減少し、術前に予測した数値がそのまま結果に表れることが増えました。

すると「期待どおりの見え方になった」と患者さんに喜んでもらえるようになったのです。口幅ったいことを言うようですが、患者さんに喜ばれるのは医師にとってなによりの喜びです。「もっと多くの患者さんに喜びを」と欲が出ます。

1項目の検査に2～3種類の機器を用いて平均値を出してみたり、検査で導き出した数値を反映する精密な手術が可能な装置に買い替えたり、いろいろな取捨選択や試行錯誤を重ねて、より確実に、より精度の高い結果を得られる今日の形態にたどり着きました。

同時に、眼内レンズに関する患者さんへのコンサルテーションでも、それまでよりいっそうコミュニケーションの時間を重視するようになりました。

どのような見え方を求めているか、毎日どんな生活を送っているか、例えば「本人は『本を読むのが楽になるように』と言っているが、話を聞いていると本より新聞を読むことのほうが多そうだな」と考えて質問し直すといった、いわば「手を替え品を替え」で個々の患者さんに最もふさわしい眼内レンズの種類や度数を探します。

合同説明会を行う医療機関もあり、効率的ということで患者さんも気軽に参加できるようです。ただ私自身は、患者さんのそれぞれの診察時間のなかでじっくり時間をかけて説明します。患者さんの顔を見ながら、一人ひとりにきちんと内容をお伝えしたほうが、患者さんも途中で質問したいことをどんどん私に聞けますし、納得もしやすいようです。

診察時間に個別に説明すると、患者さんの白内障に関する理解の度合いや、どんなことに不安を感じて何を求めているかなどを把握する良い機会になります。説明会のためにわざわざ来院してもらう必要もありませんし、今後もこの方法を続けるつもりです。

「年間の手術数1000件！」と意気込んでいた頃の効率化重視の呪縛から解き放たれると、患者さんのために必要なもの、白内障治療の本質が見えるようになりました。

治療とは、量より質です。治療内容が患者さんのその後の日常生活を大きく左右する白内障手術ならなおのこと、医師の責任は重大です。

私のような考え方は、白内障手術を手がける眼科医のなかでは珍しいかもしれません。現在も手術件数の増加を目指すような経営方針の医療機関が主流ですが、本書を出版することで「こういうやり方もあるのか」と気に留めてくれる同業者が増えるといいな、とひそかに思っています。

渡邊's ポイント

当クリニックで白内障手術を受けた患者さんの不満の声を紹介します

私のクリニックで白内障手術を受けて満足している患者さんの声はすでに紹介しましたが、好評の意見だけを登場させるのは不公平な気がします。ここではアンケートに寄せられた不満の声を紹介しますので、ぜひ参考にしてください。

◇通院の日程の都合をつけるのが大変だった
◇手術の説明を聞いても、最初は眼の形などの説明が難しくて分からなかった。終わった今もなんとなくしか分かりませんが、無事に済んで良かったです
◇多焦点と単焦点のレンズの違いが、近所の人から聞いていたのと違いました。もっと正しい情報を世の中に出してほしい
◇術前検査に疲れた。何日かに分けて検査する方法もあっていいのでは
◇レーザー手術と超音波手術、多焦点レンズと単焦点レンズのどちらを選べば良いか迷った
◇多焦点レンズを選択したかったのですが、金銭的に難しいです

渡邊's ポイント

◇手術後につけていなければならない保護眼鏡がカッコ悪い。目立ちすぎて外出するのが恥ずかしかった
◇術後に眼が充血して気になった
◇手術してから何日も点眼薬を使用するのは面倒です
◇思ったより手元がはっきり見えにくい（多焦点眼内レンズを使用した方）
◇手術後に新しい見え方に慣れるまで変な感じがしました（多焦点眼内レンズを使用した方）
◇よく見えるようになりましたが、ゴミ、ほこり、自分のシワや染みなど細かいものも見えるようになり、とても気になります
◇手術後に運動、外出、仕事、車の運転、旅行を早くしたい

なお、当クリニックの患者さんの通院回数はほかの医療機関と同程度ですが、1回の診察にかかる時間は1時間前後とかなり長めです。それについて「診察時間が長すぎる」などのご不満が聞かれないのは、最初にそのことを説明してご了解を得ているからと思われます。

第3章

誤差ゼロを追求する「渡邊式・白内障治療」

①正確かつ高精度な精密検査

手術前検査の主目的は3つ

当クリニックの白内障手術の屈折誤差が大幅に減少した理由は、検査の精度を徹底的に高めたこと、そのために同じ検査を複数の機器で行っていることの2つだと考えています。

白内障手術に関わる検査は主に、手術に先立って行う「術前検査」、手術中に行う「術中検査」、手術後の眼の状態を確認する「術後検査」の3種類です。ほかに手術直前の血圧測定などもありますが、これは手術による緊張で血圧が上がってしまう方がいるために行うものです。

このうち、誤差のない正確な手術を遂行するために重要なのは、「術前検査」と「術中検査」の二つです。本章ではまず、「術前検査」についてご説明しましょう。

手術前検査には、いくつかの目的があります。

まず「**水晶体の濁りの度合いや位置を確かめる**」ことが最も基本的な目的です。

手術で切除すべき〝敵〟の状況を知る、といったところでしょうか。それらの状態により、手術の難易度も変わってきます。

次の目的は「**白内障以外の眼の病気がないかどうかを確かめる**」ことです。重大な眼の病気があれば、白内障と診断されたときの検査ですでに発見できているはずですが、ここでは手術を想定のうえで再び精査が行われます。例えば眼底や視神経に疾患（病気）が隠れていた場合、白内障手術を行っても視力や、かすむ、二重・三重にダブるといったものの見え方が、思うように回復しないこともあります。

そして、最後の目的は「**手術前検査により適切な眼内レンズの種類や度数を決定する**」ことです。

眼内レンズの種類の選択は、基本的に、患者さんが術後にどのような見え方を実現したいかを聞き、眼科医がそれを実現するためにふさわしい眼内レンズを提案して、相談を重ねながら実際に用いるものを決定するという工程で行われます。

その際、医師が提案のよりどころとするのが手術前検査の結果と、患者さんに聞いた生活スタイルや、見えるようになったら実現したいことの内容です。例えば、結果によっては「この眼内レンズでは患者さんの希望する見え方が実現しにくい」

と判明することがあります。また、患者さんの眼の形状によっては屈折誤差を生じやすい場合があるため、そういうときはデータの読み方を少し変えるといった工夫をすることもあります。

手術前検査で調べる項目

白内障手術を受けるために必要な手術前検査の項目を挙げてみましょう。

1　視力検査

視力低下は白内障の代表的な症状の一つです。裸眼視力と矯正視力（日常で使っている眼鏡やコンタクトレンズをつけたときの視力）の両方を測定します。両方を測定することにより、患者さんがこれまでの生活でどんな見え方に慣れてきたか、例えば何が見えて、何が見えにくい生活を送ってきたかなどをおおまかに想像することができます。

2　屈折検査

近視や遠視、乱視などの屈折異常があるかどうか、あるならどの程度の強さかを知るために屈折度を調べます。

これら視力検査と屈折検査の結果は、手術後にどの位置にピントが合うようにするのが良いかを決める一般的な指標となります。

なおピントが合う位置を決める際は、患者さんに「手術前と手術後では、裸眼で見えるものが違ってきますよ」と丁寧に説明します。例えば、単焦点眼内レンズを選んだ近視の患者さんが「裸眼で遠くが見えるようになりたい」と希望した場合、もしかすると「近くは今までどおりよく見えて、そのうえ遠くも見えるようになる」と勘違いしているかもしれません。ですから、念のため「今まで裸眼で見えていた近くのものが、老眼鏡を使わないと見えにくくなってしまいますが、それでもよろしいですか？」と確認するようにしています。

3 眼圧検査

簡単にいうと、眼の硬さを測定する検査です。眼球は球形を維持するために、常に一定の内圧を保っていますが、その眼圧が正常な範囲内であるかを調べます。緑内障の方であれば、手術の影響で眼圧が下がることもあるので、手術前の点眼の本数を減らせる場合があります。

4　細隙灯顕微鏡検査

細隙灯顕微鏡は、帯状の細い光で眼を照らし、対面に座った医師が顕微鏡でそれを拡大して検査する装置です。角膜や水晶体、結膜などに傷や炎症があればこの検査で発見することができます。白内障の場合は水晶体の透明度、発現している濁りの位置や度合いなどを確認します。

5　眼底検査

眼底とは眼球内部の後面、つまり網膜のある部分を指します。患者さんに検査用の点眼薬を差してもらい、医師が検眼鏡で瞳孔から眼のなかをのぞくと、硝子体やその奥の眼底を調べることができます。

眼底には網膜のほかに血管や視神経などもあり、それらを観察することで緑内障や加齢黄斑変性症などの眼疾患がないか確認できます。緑内障や加齢黄斑変性症を患っている場合、白内障手術をしても思うように視力が出ない可能性があります。術後にどの程度の視力を期待できるか把握するためにも重要な検査です。

6　角膜内皮《ないひ》細胞検査

角膜は、眼球の前面にある透明な膜です。角膜内皮細胞検査では、この角膜にある内皮細胞の数を確認します。

角膜には血管がなく、代わりに水分が循環して、角膜に栄養を補給するために働いています。角膜内皮細胞は角膜に栄養を送り込んだあと、不要になった水を排出する役割を担っています。

健康な状態の内皮細胞は、1㎟に2000～3000個の割合で存在します。その数が少なくなったり、細胞の働きが悪くなったりすると、角膜に水分が溜まりやすくなってしまいます。すると本来は透明な角膜が白く濁り、外からの光が眼内に届きにくくなるのです。

角膜内皮細胞は増殖したり、再生したりすることができません。加齢などの影響で徐々に減っていくのですが、白内障手術でも、平均5％程度の角膜内皮細胞が減少するとされています。その変化を確認するためにも、手術前にきちんと計測しておくことが大切です。

ちなみに白内障手術が角膜内皮細胞の数に与える影響の大きさは、超音波の使用時間や使用する場所、発振する方向が関係します。これについては第5章で問題点を詳述します。

7　眼軸長検査《がんじくちょう》

眼軸長とは、眼球の最前面にある角膜の頂点から最も奥にある網膜までの距離を指します。眼軸長の長さは、眼の屈折状態を決める大きな因子の一つです。例えば屈折力が同じ眼でも、眼軸長が長いと近視になる傾向があり、反対に短い人は遠視になりやすいのが一般的です。

したがって眼軸長検査の結果は、眼内レンズの度数を決める際の重要な要素です。その測定には長年、超音波を用いる装置が使用されてきましたが、それだと測定誤差が生じることが分かっており、近年では光を用いる「光眼軸長測定装置」の使用が多くなっています。これは超音波に比べ、圧倒的に正確な測定ができることも特徴です。光眼軸長測定装置には「タイムドメイン方式」と「フーリエドメイン方式」があり、なかでもフーリエドメイン方式はより短時間に効率の高い検査ができます。

8　角膜形状解析

角膜形状解析では、角膜の大きさ（角膜径）、角膜のカーブ（湾曲）の度合いなどを調べます。角膜の大きさとカーブは合わせて「角膜曲率半径」といって、眼軸長検査と同様に、手術に用いる眼内レンズの度数を選択するために重要な検査です。

9　前房《ぜんぼう》深度の測定

前房とは、角膜と水晶体との間にある空間です。この空間が浅いか、深いかによって手術の難易度が変わってきます。これは主に眼軸長測定装置で測定します。また後述する計算式の一部では予測前房深度を計算し、レンズ度数を決定するのに使われています。

10　血圧検査・血液検査

手術を問題なく行えるかどうかを確認するために、下準備として血圧検査と血液検査を行います。このときの採血によって感染症の有無も検査します。

眼内レンズを決めるために重要な検査項目

これらは、安全で確実な白内障手術を行うにはどれもおろそかにできない大切な検査です。なかでも眼内レンズによる術後の屈折誤差を少なくするために重要なのは、7の眼軸長（眼の奥行き）、8の角膜形状解析、9の前房深度の三つです。

眼内レンズは単焦点眼内レンズや多焦点眼内レンズなど多種多様なものがあり、

それぞれの度数はおよそ50段階に分かれています。そのなかから、患者さんの眼に最適な度数を選び出さなければなりません。

そもそも眼内レンズの度数を決めるには、専用に開発された「度数計算式」というものを使用します。1980年代に最初の計算式が登場し、現在も日進月歩で新しい方式が提案されています。

しかし、まだ完璧といえるような計算式は存在しません。誤差の生じやすい弱点となる部分がそれぞれ残っており、そのため医療機関によって治療に採用している計算式が異なるのが現状です。

私のクリニックでは「SRK/T式」および「Barrett式」と呼ばれる計算式を標準的な眼に対して使用しています。特に精度が高く、最も多く使われているスタンダードな計算式です。また強度近視の人には「Haigis式」という計算式を参考にすることもあります。

度数計算式は「ブラックボックス」？

計算式には最も多く使われている「SRK／T式」のほかに「Barrett式」、「Haigis式」などの種類があると紹介しましたが、実はその詳しい内容は公表されていません。例えば当クリニックで採用している「SRK／T式」は、眼軸長と角膜曲率半径の測定値を使用しますので、それらを基に最適な度数と角度を予測していることが分かります。計算式として比較的新しい「Haigis式」や「Barrett式」は、これらに加えて前房深度や水晶体の厚みを使用することが特徴的ですが、公表されていない部分もあります。最近ではAIを利用した予測式も登場しています。

いくつもの計算式が今も登場していることは、見方を変えれば、それほど最適な度数を予測するのが難しいことを表しています。計算式を開発する人たちも、白内障手術後の屈折誤差を少しでも減らそうと懸命に取り組んでいるのでしょう。

私も屈折誤差をなくすために努力を重ねています。複数の検査機器で眼軸長と角膜曲率半径を測定している理由は、1種類の検査機器だけでは測定値そのものに誤差が生じる可能性があるからですが、仮に測定値が正しかったとしても、それを入力して使う計算式のほうに問題があるのではないかと感じるときもあります。一般的に手術後に手術前後の屈折値を機械に入力し、計算式を最適化する作業を行っている医療機関もありますが、そもそも測定結果が正しくない場合には、結局誤差が生じてしまうことに変わりはないと考えています。

やはり現状では複数の検査機器による測定値をそれぞれ計算式に当てはめ、出てきた複数のデータを医師が総合的に判断し、眼内レンズの度数を決めるのがベストの方法だと考えています。

眼軸長は2種類の測定装置でそれぞれのデータを出す

計算式に用いられる測定値のなかで、当クリニックが特に注意を払っているのは、眼軸長と角膜形状解析の正確な測定です。理由はいうまでもなく、この二つの数値こそが術後の屈折誤差をなくすことに直結すると考えているからです。

まず眼軸長は、術前検査で2種類の眼軸長測定装置を用いて、少なくとも3回ずつ測定します。

なぜ2種類の装置で測定するかというと、測定装置にはそれぞれ特性やクセがあり、同じ人の眼軸長を測っても、同じ数値が出るとは限らないからです。

例えば、ある患者さんの右眼の眼軸長は、一方の測定装置では23・55㎜でしたが、もう一方の測定装置では23・70㎜という数字が出ました。計算式に入れる前の測定値が不確かでは、患者さんに最もフィットする眼内レンズの度数を導き出すことができなくなります。

また、なぜ「少なくとも2回ずつ」かといえば、1種類の検査装置から出す測定値を限りなく正確にするためです。もしも2回の数値が違っていれば、患者さんにお願いしてもう一度、その場で測定をさせてもらいます。「足して2で割る」という平均では、正確な測定値を出したことになりません。

数値にバラつきがあれば、さらに測定回数を増やします。それでも測定値がどうしても合わないときは、私が院長責任で判断を下します。これまでの経験や装置の特性を考え、正しいと思う数値を選ぶようにしています。

角膜形状解析は2種＋前眼部OCT

もう一つの重要なファクターである角膜形状解析の測定には、計3種類の検査装置を使用しています。

「オートレフケラトメーター」は角膜曲率半径を測定する装置です。近視・遠視・乱視などの屈折異常を調べるときにも使われますので、街の眼鏡店で見たことのある人が多いかもしれません。所定の位置に顎をのせて機械のなかをのぞき込むと、視線の先にカラフルな気球が見える検査機器です。このとき瞳孔から網膜に向かって光が当てられており、反射する光によって眼の屈折力が分かります。そして角膜の表面に光を当てると、角膜の曲率半径を測定できるのです。

そのほか眼軸長測定装置でも角膜の曲率半径を測ります。角膜曲率半径の場合は、2種類の機械から得た数値が一致するまで測定を重ねます。

さらに「前眼部OCT（前眼部光干渉断層計）」で詳細な角膜形状解析を行い、すべてのデータを比較。どのデータに重きを置いて眼内レンズの度数を選択するかを判断します。

OCT（Optical Coherence Tomography）は日本語にすると「光干渉断層計」といって、CT（コンピューター断層撮影）などのように内部を3次元で撮影できる装置です。

この検査は光が返ってくる速度を利用して行われます。光は角膜や水晶体、硝子体など透明な組織を通過し、網膜、眼底まで届きます。そのとき光干渉という原理で断層を撮影すると、表面だけでなく深部まで観察できます。

OCTは主に網膜の検査に用いられてきましたが、前眼部OCTは、眼を正面か

写真1　前眼部OCTの画像

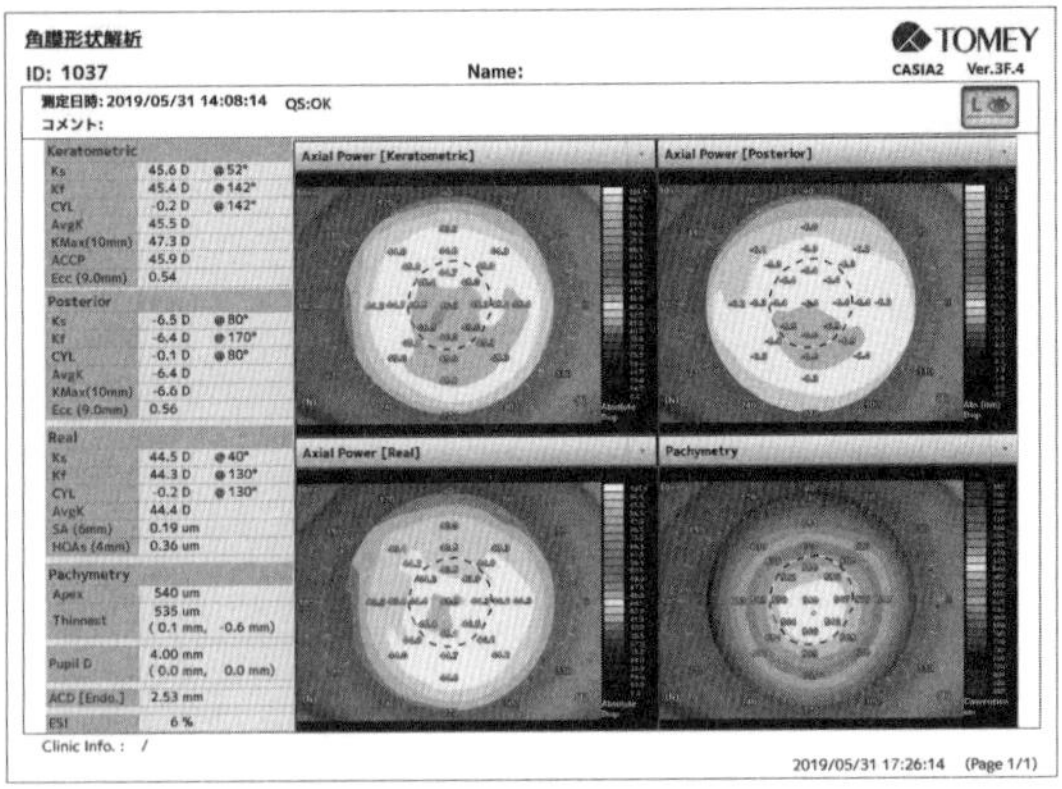

ら見たときに手前にある角膜や前房、水晶体などの「前眼部」に特化して開発された3次元OCTシステムです。

オートレフケラトメーターなど前出の2種のデータは測定値といっても、厳密には角膜の前面の数値から推定して出した、いわば予測値です。しかし、前眼部OCTは角膜を3次元で撮影しているため、角膜の後面やカーブの形状などをすべてリアルの測定値として得ることができます。またドライアイの方などで、ほかの機種で正確なデータの取得が困難な場合にも正確なデータが得られます。

前眼部OCT検査の大きな長所は、例

えば涙の影響を受けないで検査結果を得られることです。

通常の眼は普段から、適度な涙液で内部が潤んでいます。オートレフケラトメーターなどの機器はそれを前提に作られているため、ドライアイの人が検査したとき、測定値に誤差が生じやすいのが欠点です。ドライアイ患者でない人の検査でも、直前にまばたきした場合と20秒ほど眼を開けていた場合とでは違う測定値が出てきます。前眼部ＯＣＴはそのような眼内環境に左右されにくいため、より信頼性の高い検査結果を入手できます。

角膜形状の測定誤差は致命的といっても過言ではありません。

例えば角膜形状の測定値が44㎜の人で、データが40と誤って出てしまったら、仮にほかの数値がすべて正しくても、それに基づいて選んだ度数の眼内レンズでは術後の患者さんが近視の状態になります。

たった1項目の数値の誤差が術後の屈折誤差に直結するのです。私が角膜曲率半径の測定にいくつもの機器を使い、数値の完璧な一致にまでこだわることにはそういう理由があります。

精緻な術前検査のデータが術中検査を活かす

こうして得た術前検査の結果を、私のクリニックでは1人の患者さんにつき、二つのIDを用意してコンピューターに集積します。

例えば電子カルテの番号が「1」の患者さんがいれば、「1A」と「1B」という二つのIDを設けます。そして、1Aには一方の測定装置で得られた眼軸長や角膜形状等の数値を入力し、1Bには他方の測定装置による数値を入力します。これで1人の患者さんに対し、2種類のデータを出したことになります。

先にいうと、私はこのあと術中検査でも2種類のデータを取ります。つまり患者さん1人につき計4種類のデータを用意するわけです。

すべての検査データが見事に一致するケースも、もちろんまったくないわけではありません。そのような場合は誤差が生じる隙もなく、患者さんが期待されたとおりの見え方が容易に実現します。そのようなケースは半数ほどです。残りの半数は

4種類のデータを比べて分析し、最も信頼性が高いと判断されるデータを選んで眼内レンズの度数を決定します。

このとき「患者さんは、どのような見え方を望んでいるか？」ということも重要なファクターになります。「絶対に眼鏡なしで運転したい」と希望する人と「家のなかで快適に過ごせれば良い」と希望する人とでは、ピントを合わせる距離が違うからです。

さて、術前検査で2種類のデータを出したところへ話を戻しましょう。

これら術前検査の測定値の精度をできる限り上げておく理由は、この術前のデータが術中検査のベースとなるからです。

これから紹介する術中検査の装置には、あらかじめ患者さんの術前検査の結果をデータベースとして入力しておく必要があります。術中の検査装置は近年になって登場した極めて画期的なシステムですが、そのメリットを十二分に活かすためには、事前に入力する術前検査の結果が正確であることが大前提になるのです。

「ＯＲＡシステム」で可能になった高精度の術中検査

次に、白内障手術の最中に行う「術中検査」についてです。

術中検査を行っている眼科医療機関は、日本ではまだ数少ないのが現状です。術中検査が可能になったのはその専用装置が開発されたからですが、登場から数年と間もないため、術中検査そのものがまだ一般化に至っていません。

その理由の一つとして、装置が非常に高額であるにもかかわらず保険収載されているわけではないので、無料の検査になっていることが挙げられます。当クリニックではすべての患者さんに無料でこの装置を使った術中検査を行っていますが、希望した患者さんにのみ有料で使用するなど、医療機関によって扱い方はまちまちです。

また術中検査の活用の仕方も、装置を導入している医療機関それぞれで違いがあります。そのため、ここで紹介する術中検査の内容は、あくまで当クリニックの場合に限ることをあらかじめご理解ください。

当クリニックでは術中検査に「ORA術中波面収差解析装置」（以下「ORAシステム」）という機械を使用しています。

白内障手術の詳細は第5章でご説明しますが、その工程を簡単にいうと、

①角膜を切開する
↓
②前嚢を切開する
↓
③水晶体の核を分割する
↓
④砕いた水晶体の核を吸引して取り除く
↓
⑤眼内レンズを挿入する
↓
⑥眼内レンズを水晶体嚢のなかに固定させる
↓

⑦　①で切開した部分の閉鎖を確認する
　という手順で進められます。

　これらはすべて手術顕微鏡を用いて行います。患者さんが手術用のリクライニングチェアに座り、術者（執刀医）は患者さんの眼を顕微鏡越しに見る方法で手術を行います。

　ＯＲＡシステムは、この手術顕微鏡に接続して使用する解析装置です。モニター画面には手術の始めから最後まで、リアルタイムの映像が映し出されています。工程④で水晶体を取り出すと、ＯＲＡシステムはその時点の患者さんの眼の状態を測定します。そして、その測定値に最適な眼内レンズの度数を自動的に算出するのです。

　前述のように、最適な眼内レンズの度数に関する情報は、術前検査の結果に即して2種類のパターンを用意しています。「この眼の状態の患者さんにこの種類の眼内レンズを用いるなら、この度数を選択するといいですよ」と、計算式が導き出した答えです。

しかし①や②の切開、④の水晶体除去を行うと、眼の状態に計算式の予測とは異なる変化が起きることがあります。すると、術前に設定した度数では誤差が生じることになります。特に多焦点眼内レンズや乱視用のトーリック眼内レンズは、わずかな誤差も結果に大きな影響を及ぼすため、細心の注意を払わなければなりません。

あらかじめ入力した2種類のデータに対し、ORAシステムはそれぞれの修正値を提示します。つまり「1A」と「1B」の2種類に、それぞれORAシステムが算出した「1Aダッシュ」「1Bダッシュ」が加わり、1人の患者さんに対して合計4種類のデータが出そろいます。そこで術者である私は、4種類すべてのデータを比較して最適なものを選びます。言い換えれば、ほかの3種類のデータがあるからこそ、比較検討によって「このデータが最も正しい」と判断できるのです。さらにこのとき、前眼部OCTやオートレフケラトメーターの値も確認し、最も正しいと考えられるレンズ度数を選択します。

「ORAシステム」が提示する度数選択の信頼性について

では、ORAシステムはどのように最適な度数を決定しているのでしょうか。

2016年4月、日本アルコン社がORAシステムの販売を開始しました。日本国内で使用されるようになったのはそれ以降ですが、その時点ですでに世界540カ所の医療機関が導入し、40万件以上の症例実績がありました。

ORAシステムはそうした世界中の手術結果をもとに、手術によって生じる変数を最適化して使用者にフィードバックします。使用者はあらゆる眼の情報を蓄積するサーバーに接続した状態で、最適な度数として提案する情報を手術中に得ることができるわけです。

また、ORAシステムは医師の手技に合わせたカスタマイズも行っています。執刀する医師のこれまでの手術結果から傾向を検証し、その医師に合った眼内レンズの度数選びなどを学習してくれます。

しかし、ORAシステムが提案する眼内レンズの度数については、いまださまざ

写真2　ORAシステム

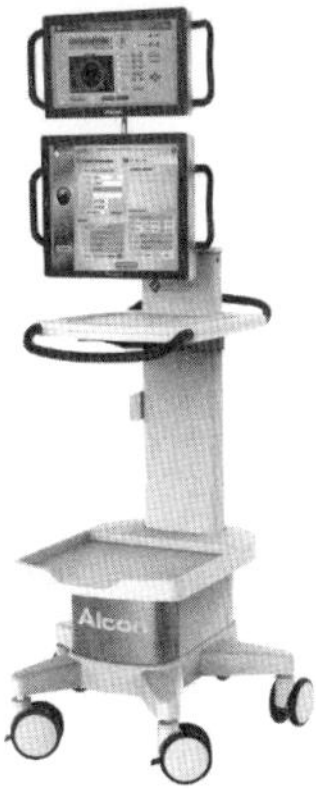

まな見解があります。

アメリカのある研究者らはORAシステムの3万眼を超えるデータベースの情報を解析し、従来の眼軸長測定装置を用いた度数選択に比べて「術後の屈折誤差は有意に減少していた」と報告しました。

また「有意の差は見られなかった」もののの、「術前検査で得られた推奨レンズ度数とORAシステムが術中に提示したレンズ度数が異なる場合には、ORAシステムが有効な可能性があった」としています。

さらに「もともと近視を持っている場合に使用すると有意に術後の屈折誤差が少なかった」「レーシック手術（近視矯

正手術）後の白内障手術に使用すると術後屈折誤差が減少した」「乱視矯正レンズ（トーリック）を用いるときも有効であった」などの報告もされています。

一方、ORAシステムがまださほど普及していない日本国内では「本当に従来の眼軸長測定装置を使った場合より、正しい度数選択を行えるのか？」といった疑問の声がよく聞かれます。ORAシステムを導入するか否か、現在も検討を続ける医療機関がたくさんあります。先行の使用者に聞いて、信頼性を確かめたいと考えるのは自然なことでしょう。

4種類のデータを分析する意味

実際にORAシステムを多くの症例に使用して、私は次のような手応えを感じています。

ORAシステムを導入する前、当クリニックの白内障手術では、術後屈折誤差が許容範囲内に入っているのはおよそ70％程度でした。導入後は安定して95％以上、直近では97・5％という数字が出ています。したがって「ORAシステムは、非常に有用である」といって良いでしょう。

しかし、先ほども述べたように、ORAシステムは手術前の検査の測定値を入力しなければ測定することができません。言い換えれば、術前検査の正確性があってこそ正しい検査結果が得られるということです。ORAシステムにデータベースとして入力する術前検査の測定値を極限まで正確にし、しかも眼軸長の数値については異なる測定装置で得た2種類のデータを用意しています。それぞれORAシステムが導き出したデータを加えて計4種類です。

非常に手間のかかる煩雑な作業ですが、こうした作業を前提にすることなく、単に「ORAシステムの測定はほかの測定装置と比較して正確か」と議論しても、あまり意味がないのではないかと考えます。

基本的に「100%確実な数値を出す測定装置は、まだ存在しない」というのが私の考えです。それでも限りなく100%に近い確実なものを患者さんに提供したいので、4種類のデータを取るのです。手術した眼を、患者さんは一生使い続けることになります。私たち眼科医の仕事は、患者さんが〝快適な生活〟を送ることのできる〝快適な眼〟を提供することに尽きるのです。

この方法を取る際、重要になるのはもちろん分析力です。

図表5は、ARGOSとOA2000という2種類の検査機器でAさん（54歳女性）の左眼を測定した結果を表しています。

眼軸長、前房深度、角膜曲率半径、角膜径の測定結果がそれぞれ出ています。これらのデータを基に、SRK/T、Haigisといった計算式で、どのレンズが良いのかを提示しています。Aさんの場合、日本アルコン社のアクティブフォーカス（SV25T0）というレンズをご希望されており、そのなかでどのレンズ度数を選択するのかを決める必要がありました。ARGOS、OA2000ともにSRK/T、Haigisの式に当てはめた場合、0に近いものが屈折誤差が小さくなるので、Aさんの場合、ARGOSでは、12・0Dのレンズが最も0に近く、OA2000では11・5Dのレンズが最も0に近くなるという予測が出ていることが分かります。

私は、いつもこの二つの検査で出る測定値に近いレンズを手術前に複数用意しておきます。ARGOSとOA2000に加え、手術中に2回実施するORAという波面収差解析装置でさらに検査を行い、その結果も考慮して、最終的に最も良いレ

図表5　多種の検査が有効であった一例（Aさん・54歳女性）

ARGOS

AL（眼軸長）=27.29mm
ACD（前房深度）=3.43mm
K1/K2（角膜曲率半径）=41.21D/42.66D
WTW（角膜径）=12.00

	SRK/T式	Haigis式
12.0D	-0.03	0.00
12.5D	-0.36	-0.34
13.0D	-0.69	-0.68

OA2000

AL（眼軸長）=27.29mm
ACD（前房深度）=3.31mm
K1/K2（角膜曲率半径）=41.31D/43.38D
WTW（角膜径）=11.78

	SRK/T式	Haigis式
11.5D	-0.14	0.11
12.0D	-0.47	-0.22
12.5D	-0.80	-0.56

ンズを選択するのです。

図表5から、AL（眼軸長）、ACD（前房深度）、WTW（角膜径）はおおむね似た値となっていますが、K2（角膜曲率半径）の値が少し異なることが分かります。この角膜曲率半径の差が最適であるとされる度数に影響を与えているのです。また、どのレンズ度数が良いのか、0・5D刻みで測定値が出ています。多焦点レンズでは手術後の結果が0Dになれば、レンズの構造上の特徴を反映した裸眼視力が得られます。しかし、もし手術後の屈折誤差が+0・5Dになると、遠くは見えるものの、近くが見えなくなってしまい、単焦点レンズを使用した

場合に似た結果となってしまいます。
クリニックによっては、ARGOSかOA2000のどちらか一方の検査機器のみでレンズを決めるところもあります。これは、クリニックの規模や方針にもよると思いますし、一概にどちらが良いかを断言することはできません。しかし、当クリニックの場合は、手間や時間がかかってしまったとしても、患者さんが術後に幸せな生活を送ることができるように、屈折誤差ゼロに極力近づけるため、複数の検査を納得するまで行っているのです。

現在はこうした個々の症例を精査し、そのデータに基づく有効な分析の結果を増やしている段階です。今後もこの検証を続け、近い将来には多様な眼のデータをいくつかのカテゴリーに分類し、「こういう眼の場合はこのデータを使うと良い」というパターンを見つけ出したいと考えています。

屈折誤差は±0・5Dを超えると顕著になる

屈折誤差は±0・5Dに入る範囲内なら、患者さんの見え方にはそれほど影響ありません。遠くが見えるように希望された方であれば、裸眼視力でいうと0・8〜1・2の範囲になります。

±0・5Dより外側に行くと、術後の見え方に顕著な影響が現れます。患者さんが「思ったようによく見えない」と不満を感じるような屈折誤差はこの部分に入ります。

眼科医は一般的に、屈折誤差をこの±0・5Dの範囲内にとどめることを目指して白内障手術を行います。その確率は70〜80%ですが、当クリニックでは97・5%というデータが出ています。できれば、±0・25D以内が理想で、私はそこを目指して日々治療を行っています。

第4章

誤差ゼロを追求する「渡邊式・白内障治療」
②個々の暮らしに合わせた最適な眼内レンズ選び

よく見えるようになった眼で何をしますか？

前章では「患者さんが期待したとおりの見え方を実現するには、手術前と手術中の検査がとても大切」ということを説明しました。検査と手術は、「患者さんが期待したとおりの見え方を実現する」ための手段です。

本章で述べる「最適な眼内レンズ選び」は、その目的を正しく設定するための作業といえます。目標とするところが最初から間違っていれば、正確な検査や手術をしても患者さんが期待したとおりの見え方を実現することはできません。

そして、正確な検査と手術は医師が努力すべきことですが、最適な眼内レンズ選びには、患者さんと医師との協力が不可欠になります。「術後はこんな見え方を手に入れたい」と決めるのはほかの誰でもない、患者さん自身だからです。

あなたは術後に、どんな見え方を手に入れたいですか？

いきなりそう聞かれても「どんなって……」と答えに困ってしまう人が多いと思

います。

私のクリニックでは、白内障手術を受けようと決めた患者さんに、眼内レンズを選ぶ際に次の三つを考えてもらっています。

① 現在の生活を振り返ってください。最も「もっとよく見えたらいいのに」と感じやすいのは、何をしているときですか？

② 「今は見えにくくてやれないけど、見えるようになったらやってみたい」と思うことはなんですか？

③ 10年後、20年後のご自分を想像してください。どんな生活をしていますか？

この三つを考えてもらうと、運転、旅行、ゴルフなどのスポーツ、読書、スマホをもっと見やすくしたいという返事がほとんどです。運転や趣味のことをお話しいただくことが多いですが、それとは別に、

「1日のうちで最も時間を費やしているものはなんですか？」

と聞くと、家事やテレビというお答えが多くなってきます。

多焦点レンズにはすべてを叶えられるポテンシャルがあるかもしれませんが、単焦点レンズではそうではありません。

運転や趣味だけを考えるのではなく、日常生活も含めた自分のあらゆる場面を想像して優先順位を付けていただくと、多焦点、単焦点ともに、よりその方に合ったご提案ができると思います。

白内障手術は濁った水晶体を切除し、水晶体の代わりに人工の眼内レンズを入れる手術です。水晶体はカメラでいうとレンズの働きをしていますが、濁ってしまったら水晶体ごと、ほかのレンズ＝人工の眼内レンズに取り替えざるを得ません。

いったん取り替えたレンズは一生ものです。言い換えれば、これから一生その見え方になるのです。

新しい眼を手に入れるのですから、白内障手術のあとはどんな生活になるか、どんな生活をしたいか想像すると良いでしょう。

希望を叶えるための選択肢は1種類ではない

手術を受ける人の生活は十人十色です。術後に対する「こんな見え方を手に入れたい」という希望も、それに応じてさまざまな内容があります。

いくつか例を挙げてみましょう。

①「フィットネスクラブで運動するときや、散歩に行くときに眼鏡をかけるのが煩わしい」
②「運転やゴルフをするとき、遠くの景色を見るとき眼鏡をかけたくない」
③「最近はずっと家にいる。テレビを見るときや室内で運動するときに眼鏡をかけたくない」
④「ベッド周辺がはっきり見えるといい」
⑤「仕事でパソコンを使用する。そのとき裸眼で済むと楽になるのだが」
⑥「本が好きで毎日2~3時間は読んでいる。できれば眼鏡をかけないで読みたい」

これらの希望は患者さんからよく聞くものです。強度の近視や乱視など、眼の状態によっては実現が難しい場合もありますが、ほとんどの人はかなりの確率でこうした希望を叶えることができます。例えば乱視の場合、角膜の表面が不規則にゆがんでいるような不正な乱視以外は矯正できることがほとんどです。

同じ人でも①〜⑥のどれを希望するかによって、候補となる眼内レンズの種類や度数が異なってきます。そのため患者さんには「どのような場面で、どのような見え方になるようにしたいか」をはっきり自覚していただく必要があるのです。医師はそうした患者さんの希望を把握して「それなら、このレンズを選ぶと実現できますよ」「こちらのレンズだとこんなメリットがありますが、こういうデメリットも考えられます」というように具体的な提案を行います。

水晶体を眼内レンズに変えるとデメリットもある？

眼の水晶体は厚くなったり薄くなったりすることで、近くにも遠くにもピント（焦点）を合わせる（調節する）ことができます。しかし、人工の眼内レンズはこの調節機能が備わっていません。あとで詳述しますが、たとえ多焦点レンズであっても調節機能はなく、ピントが合う場所は限られていることは覚えておいていただきたいポイントです。現在も開発段階にあり、5年後、10年後には正常な水晶体のような機能を持つ眼内レンズが登場するかもしれません。

白内障というより老眼の症状が強い場合には、安易に手術を選択するべきではないと思います。

白内障手術に関する技術的進歩はすばらしいものがあります。

そこであらかじめ「ピントが合う距離」をどこにするか、自分で選んで設定する必要が出てきます。自分の生活を振り返って「この距離を見ることが多いな」「この距離にピントが合うと仕事がしやすいな」などの基準となる事柄を考え、単焦点眼内レンズなら1カ所、多焦点眼内レンズなら2カ所、または3カ所を選ぶのです。

「遠距離」か「近距離」を選ぶ単焦点眼内レンズ

それでは眼内レンズの種類を具体的に紹介しましょう。

現在一般に使用されている眼内レンズには、大きく分けると「単焦点眼内レンズ」のグループと「多焦点眼内レンズ」のグループの2種類があります。

簡単にいうと、単焦点眼内レンズはピントの最も合う距離が1カ所のレンズ、多焦点眼内レンズには2焦点レンズ、3焦点レンズ、焦点深度拡張型レンズがあり、それぞれにピントが合う距離が異なります。

なお、乱視の人用に、単焦点眼内レンズの両方、多焦点眼内レンズとも「トーリック眼内レンズ」という乱視矯正機能付きのレンズもあります。

単焦点眼内レンズと多焦点眼内レンズのどちらが良いかは、眼鏡を使用する頻度が術後の生活の快適さに影響があるかによって選択する必要があり、とても重要です。

まず単焦点眼内レンズの場合、ピントの合う場所は「遠距離（5m以上）」「生活距離（2～3m）」「座って、あるいは寝ながら何かをする距離（1m）」「近距離（30～40㎝）」の4通りから選ぶことができます。

図表6　多焦点レンズによる視力のグラフ

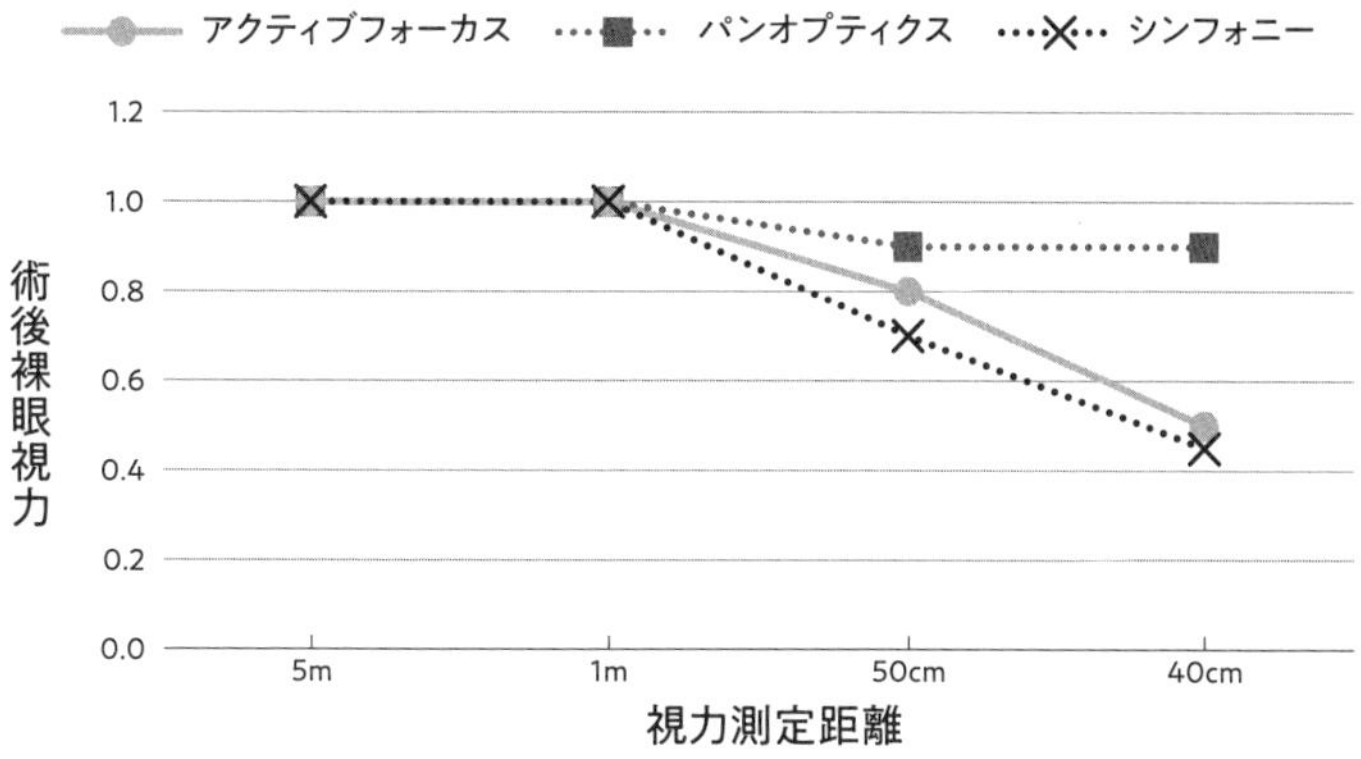

多焦点レンズによる視力の出方の違い

当院で手術した患者さんの裸眼平均視力を用いて、眼内レンズによる視力を説明していきます。図表6では、アクティブフォーカス、パンオプティクス、シンフォニーの3種類の多焦点レンズを入れた場合の裸眼での視力を表しています。5m（遠方）の距離で測定した場合の視力はすべて1・0となっています。多焦点レンズであれば、基本的には、それぞれのレンズの特性により、「近く」の距離の見え方が変わってきます。

3焦点レンズであるパンオプティクスは、その構造の特徴として遠方（5m以上）、60㎝、40㎝で最も裸眼視力が高いように設計されています。最も視力が出るのは5ｍと60㎝と40㎝で、どの距離でもほとんど視力が下がらないように設計されています。このレンズが、遠くから近くまで、どの距離でも視力が出るということはグラフからも分かります。そのため、患者さんの術後の満足度も高くなります。

次に、アクティブフォーカスは5ｍと50㎝のところが最も見えやすく設計されていますが、図表6では、50㎝のところでもパンオプティクスより視力が下がっています。これには、年齢によって視力の出方がかなり異なってくるという理由があります。例えば、60代前半ぐらいまでの人であれば、このグラフで示した数値よりも視力が出やすい傾向にありますが、逆に60代後半以降の人の場合、50㎝の視力が0・6程度の人が増えてしまうので、平均すると、50㎝の距離でも視力が落ちてしまいます。そのため、アクティブフォーカスを選ぶときには、患者さんの年齢も鑑みて選ぶことがポイントです。

そして、焦点深度拡張型レンズといわれるシンフォニーは、60㎝から70㎝ぐらいまでの距離がよく見えるという特徴があります。本来、アクティブフォーカスやパンオプティクスは、最も見える距離以外は、若干視力が落ちますが、シンフォニーにはそのようなことがなく、ピントが合う距離が広くなっているのです。一方で、50㎝や40㎝といった距離では、視力が落ちてしまいます。このレンズを両眼に用いる場合は、片眼は遠方がより見えるように合わせ、もう片方の眼のピントをわざと手前の生活距離（2〜3ｍ）に合わせる手法を取り、両眼で見た場合に、どの距離も見やすく、生活しやすいようにするのが手術のポイントです。

三つの多焦点レンズを比べると、パンオプティクスが最も視力が出ており、これを選べば問題ないのでは？　と思うかもしれません。しかし、パンオプティクスは光がにじんで見えたり、まぶしく見えたりするハロー・グレアが出やすい傾向もあるため、それぞれの特徴を理解したうえで、自分の生活に合ったレンズを選ぶことが重要なのです。また、焦点深度拡張型レンズではスターバーストが出やすい、アクティブフォーカスは夜の光のにじみ方が単焦点レンズに近いという特徴があります。

単焦点レンズによる視力の出方の違い

次に図表7を見ていきましょう。Dについては第2章で紹介したとおりですが、この表は単焦点レンズで、0Ｄ、－0・25Ｄ、－0・5Ｄ、－0・75Ｄの4パター

図表7　単焦点レンズによる視力のグラフ

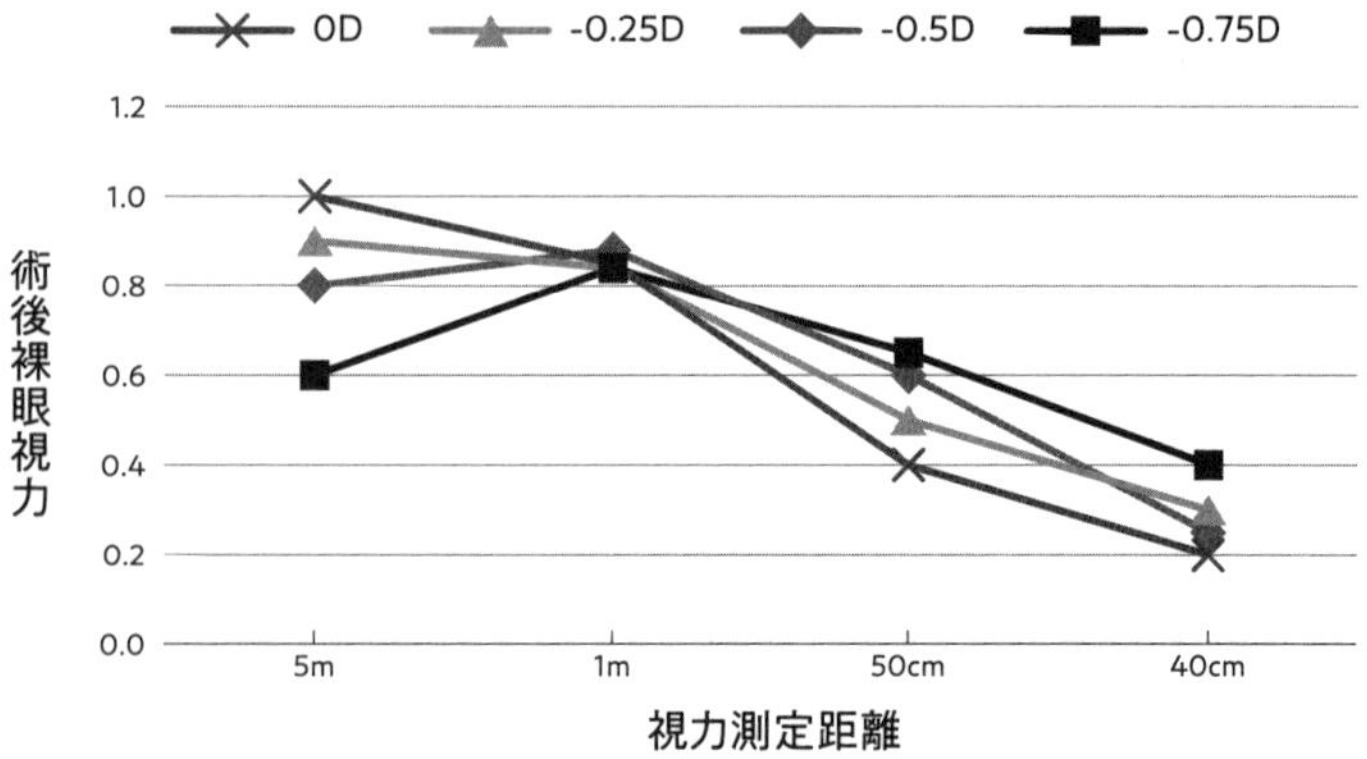

ンで合わせたときの視力を表しています。

まず、遠くの5m先に裸眼視力が1・0になるように合わせた0の単焦点レンズを基準として見ていきます。この場合、5m、1mくらいの距離までは視力が出ていますが、近くの距離になってくると急激に視力が落ちることが分かります。40㎝、50㎝の距離で0・3〜0・4しか視力が出ていないとなると、下手をすると食事の際に伸ばした手に持つ箸先がぼやけてしまいます。

少し手前にピントを合わせ、－0・25Dとすると、5mでは視力0・9くらいで、1m、50㎝、40㎝も0の場合と比較すると、視力が出ていることが分かります。さらに－0・5Dにした場合には、5mでは裸眼視力0・8程度で、50㎝の距離の場合には0・6ぐらいまで視力が出ています。0・6まで視力があると、大きな字ぐらいは見えるようになり、人によっては、新聞は両眼で見ると眼鏡なしで見えるという場合があります。－0・5Dに手術後のレンズの度数を合わせると、片眼が0・8であったとしても、両眼で1・0程度見えるのです。

裸眼で普段の生活に支障をきたさず、おおむね快適に過ごせるのが、－0・5Dに合わせた場合です。これを－0・75Dに合わせると、5mの視力が0・6まで落ちてしまうので見え方に少し不満が出てしまうかもしれません。

通常、遠くにピントを合わせてほしい場合には、この－0・5Dを狙って合わせると、裸眼で普段の生活を快適に送れる見え方を手に入れることができます。しかし、レンズの良し悪しは患者さん一人ひとりの生活スタイルによって異なります。「とりあえずなんでもいいから、いちばん良いレンズを入れてほしい」というのではなく、眼科医と相談しながらレンズを選んでいくことが、より良い生活を手に入れるために大切なことなのです。

単焦点眼内レンズのピント位置を選ぶときは、

・ゴルフや登山が趣味　車の運転をよくする……遠距離
・家のなかで過ごすことが多い……生活距離
・読書や手芸が趣味　パソコンをよく使う……近距離

が目安になります。

単焦点眼内レンズのメリットとデメリット

単焦点眼内レンズのメリットとしては、次の二つが挙げられます。

◇多焦点眼内レンズに比べ、ピントを合わせた1点がはっきり鮮明に見える

職業によっては「この距離はどうしても鮮明に見えるようにしたい」と具体的に決まっていることがあると思います。例えば縫製業の人はミシンや手縫いの針先までの距離、演奏家なら楽譜までの距離、ドライバーならフロントガラス越しに見える前景までの距離などです。

そういう人が術後の見え方を1点に特化するときは、単焦点眼内レンズを用いると希望が叶いやすくなります。多焦点眼内レンズは複数の距離にピントが合うことで広い範囲を見やすくしてくれるのですが、「1カ所の距離のピントが鮮明に見える」という意味では単焦点眼内レンズに軍配が上がるからです。

職業でなくても、趣味などで優先させたい特定の距離がある人はこちらをおすすめします。

ただし、その距離以外は眼鏡が必要になるので、手術前の眼鏡の使い方と手術後の眼鏡の使い方の違いを十分理解して決めることがとても大切です。

たまに来られるのが「近くに合わせて」と頼んで近くに合わせてもらったら、遠くが全然見えなくて困る」という方です。

「もともと老眼で困っていたから、近くを眼鏡なしで見たい」という方がおられますが、だからといって近くに合わせると、こういう問題が出てきます。典型的な間違ったレンズ選びといえるでしょう。

◇健康保険が適用される

第5章で述べるように、現在の白内障手術には「超音波手術」と「レーザー手術」の2種類があります。このうち超音波手術で単焦点眼内レンズを挿入する場合は、公的な健康保険が適用されます。そのため健康保険適用外の多焦点眼内レンズに比べ、手術にかかる費用を低く抑えられるのもメリットの一つに数えられます。

例えば片眼の日帰り手術を受ける場合、自己負担割合額が3割の人なら4万5000円ほど、1割負担の人なら1万5000円ほどになります。

反対に、単焦点眼内レンズを使ったときは次のデメリットがあります。

◇見にくい距離には眼鏡で視力矯正が必要

ピントの合う1点が鮮明に見える代わりに、それ以外の場所は全般的に見えにくくなってしまうのが単焦点眼内レンズのデメリットです。ピントを合わせる距離を選んでもらいますが、単焦点レンズにもある程度までは見えにくさを感じない距離が存在します。焦点深度が少しあるということです。例えば、5mを選んでも1~2mくらいの距離までは比較的見やすいのです。

そのため、選ぶ距離（度数）によって多少は見えやすい範囲を広げることができますが、見にくい距離は眼鏡を使う必要があります。例えば、近距離に合わせたレンズを使う場合は近視用の眼鏡、遠距離に合わせたレンズを使う場合は老眼用の眼鏡を使うことになります。

多焦点眼内レンズは日進月歩で多様化

人工眼内レンズを製造しているメーカーは国内外に多数あります。単焦点眼内レンズは、どのメーカーの製品もほぼ同じ機能のものです。しかし一方の多焦点眼内レンズは、さまざまなタイプが各社から登場しています。

一昔前までは、多焦点眼内レンズの説明なら「遠方（5m）」と「近方（40㎝）」の両方にピントが合うように作られたレンズ」というだけで事足りましたが、現在では一概にはいえない状況になりました。

現在は、多焦点眼内レンズのピントを合わせられる距離は遠方と近方、近方は「70㎝」「60㎝」「40㎝」「30㎝」という4通りに増加しました。

また、以前は多焦点眼内レンズといえば「遠くと近くの2焦点がある眼内レンズ」という意味でしたが、近年では遠方に加えて近方の4通りのなかから2通りを選べる「3焦点眼内レンズ」が登場しました。焦点深度拡張型という、遠方から70㎝程度まで視力が全体的に合うレンズもあります。つまり「多焦点眼内レンズ」のなかには「2焦点眼内レンズ」と「3焦点眼内レンズ」、「焦点深度拡張型レンズ」の3種類があるということです。

なお単焦点眼内レンズと同様に、それぞれ乱視矯正機能付きのレンズも用意されています。

多焦点眼内レンズのメリットとデメリット

多焦点眼内レンズに共通するメリットとしては、次の二つが挙げられます。

◇遠近両用に対応している

遠距離にも近距離にも対応しているため、遠近両用の眼鏡やコンタクトレンズを使うときのように、裸眼でピントの合う範囲が広くなります。

◇術後に眼鏡を使用する頻度が減る

遠くの視力は１・０前後、近くの視力は０・７前後を期待でき、眼鏡を使う頻度を減らすことができます。人によっては、眼鏡を一切使わずに生活することも可能になります。

一方、デメリットは次のとおりです。

◇ハロー・グレアなどの違和感が起きる場合がある

「ハロー」とは、夜間に車のライトや街頭などの光源の周りにぼやけたリング状の光が見える現象です。「グレア」とは、同じく夜間にそれらの光がにじんでまぶしく見える現象を指します。また、スパイク状の光「スターバースト」や、像が二重に見える「ゴースト」を感じる場合もあります。これらは夜間に感じるものですが、まれに昼夜を問わずすべてがボヤけて見えてしまう多焦点眼内レンズ不適応の方もおられます。

夜に運転する機会の多い人は、医師にその旨を伝えて慎重に相談したほうが良いでしょう。ハローやグレアが出にくいように改善された多焦点眼内レンズも増えています。

◇慣れるまでは暗い場所で見えにくさを感じやすい

多焦点眼内レンズは日中の明るい場所では特によく見えるのですが、術後半年ほどは、暗い場所で見えにくさや光のにじみを特に感じやすいかもしれません。次第に症状が落ち着いてくるのが一般的です。

◇ほかの眼疾患を併発していると使用できない場合がある

緑内障などほかの眼の病気がある人は、残念ながら多焦点眼内レンズを用いることができません。また、角膜に強い乱視がある人には適切でない種類の多焦点眼内レンズもあります。見え方がこれまでとは異なるため、なじむまでに数カ月かかる場合もあります。

◇手術費用が高額になる

このあとに詳しく述べますが、単焦点眼内レンズに比べると、多焦点眼内レンズを用いた白内障手術には健康保険が適用されず、高額になる点がデメリットです。

選定療養への移行で、白内障の手術費用はおよそ半額へ

白内障手術にかかる費用は、「眼内レンズをどの種類にするか」「超音波手術かレーザー手術か」などによって大きく変わってきます。

まず、眼内レンズは、単焦点眼内レンズか、多焦点眼内レンズかで金額が変わります。

単焦点眼内レンズは保険診療で行われます。白内障手術のなかで最も行われている「単焦点眼内レンズ＋超音波手術」の組み合わせなら、日帰り手術だと片眼につき1万5000円～4万5000円と、比較的安価に行うことができます。

しかし、単焦点眼内レンズを選んでも、レーザー手術を受ける場合は保険診療にはなりません。

なお、健康保険を利用する場合は、年齢や所得に応じて、自己負担割合が1割・2割・3割に分類されます。自身の負担割合を事前に確認しておきましょう。

さらに保険診療の場合、世帯収入や年齢によって、すべての医療費に「高額療養費制度」が適用されます。同一月（1日から月末まで）の医療費の自己負担額が一定の上限に達すると、超過分を申請すれば払い戻されるシステムですので、手術前に申請しておきましょう。

次に多焦点眼内レンズですが、「選定療養」で使えるレンズと「自由診療」で使うレンズに分けられます。選定療養とは、社会保険に加入している人が、追加の費用を払って保険のきかない治療などを受ける医療サービスの一種です。例えば、入院した病院で個室を選択した際にかかる差額ベッド代も、選定療養の制度が用いられています。

選定療養として行われる多焦点眼内レンズ使用の白内障手術は、多焦点眼内レンズの代金と、多焦点眼内レンズ使用のために行う追加検査の代金が自費になります。つまり、「単焦点眼内レンズを使用した場合の費用（保険診療）＋多焦点眼内レンズ代＋追加検査代」が、国に認可された多焦点眼内レンズを用いる場合の白内障手術の費用です。具体的には、差額レンズ代としておよそ20万円～30万円、技術料自己負担分として1万5000円～4万5000円ほどかかります。

一方、認可を受けていない多焦点眼内レンズを用いる場合は、すべてが自由診療扱いですので、全額が自己負担となります。また、レーザー手術を行っている医療機関でもレーザー手術は自由診療としていたり、保険でカバーしていたりとさまざまですので、確認が必要です。なお、この選定療養がかつての先進医療と大きく違う点は、民間保険会社の「先進医療特約」が利用できなくなったことです。

かつて先進医療で行われてきた多焦点眼内レンズの手術費用は、日帰りの超音波手術で片眼につき40万円～60万円程度でした。現行の選定療養の費用よりも高額ですが、保険会社の特約に入っていれば先進医療費が保険会社から給付され、保険会社の条件によっては無料で手術を受けることもできていました。

逆にいうと、もともと保険に入っていなかった患者さんは、選定療養が始まったことで、先進医療の頃のおよそ半額で手術を受けることができるようになったということです。今回の制度変更で、多焦点眼内レンズの金額的な敷居が下がった患者

図表８　多焦点眼内レンズに関わる選定療養のイメージ

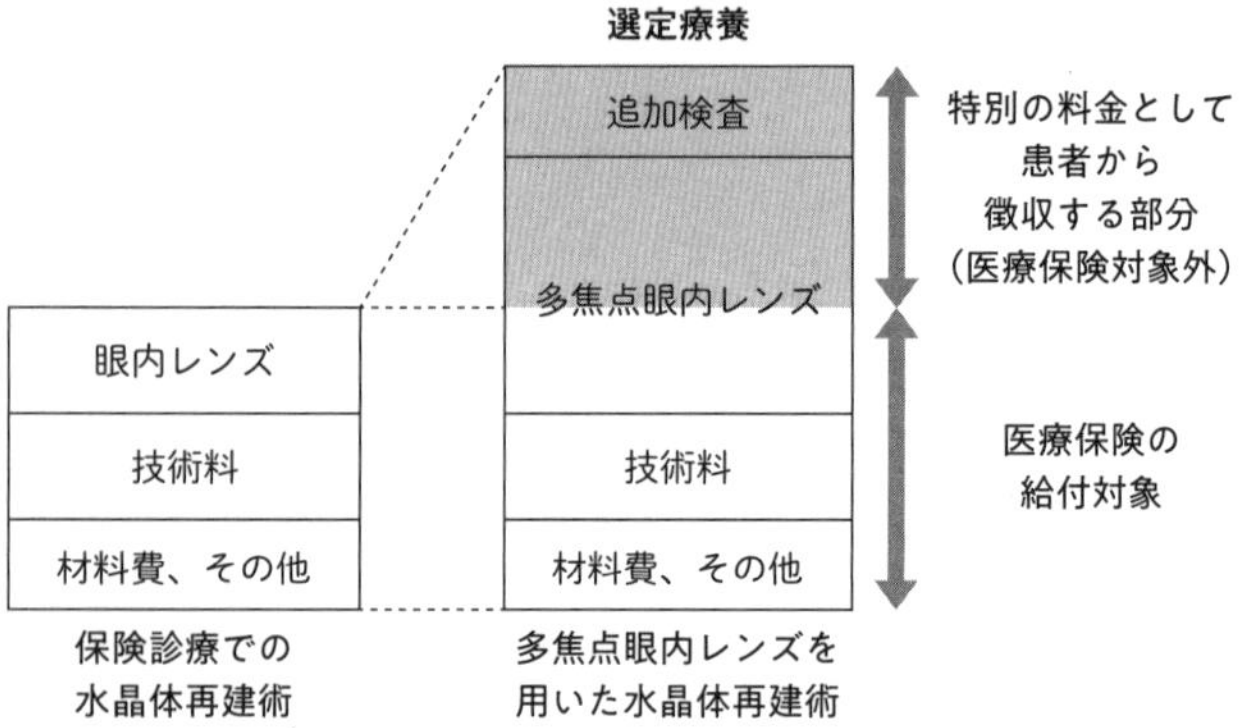

出典：公益財団法人日本眼科学会「多焦点眼内レンズに係る選定療養の運用について」

さんも大勢います。ただ、注意しなければいけないことがあります。

多焦点眼内レンズ手術はこれまで、先進医療実施施設のみで行われてきました。

しかし、選定療養となった現在は「白内障手術執刀件数１００件以上」「診療経験５年以上」など一定の要件を満たせば、どの医療機関でも多焦点眼内レンズ手術を受けられるようになっています。

だからこそ、これまで以上に「どの医療機関で手術を受けるか」という見極めが非常に重要になってきています。

渡邊's ポイント

「先進医療から除外！」に踊らされた2020年3月

新型コロナウイルスが世界中を恐怖に陥れた2020年春、白内障手術を行う国内医療機関では、もう一つの〝異常事態〟が起きていました。多焦点眼内レンズを用いた白内障手術が3月末日をもって先進医療から外されることになり、それまでに手術を希望する患者さんの予約が殺到したのです。

厚生労働省が認定する先進医療に含まれていた約10年間は、患者さんが民間保険会社の「先進医療特約」などに入っていると、先進医療費が保険会社から給付されることがありました。「対象外になる前に」と駆け込みで手術を受けたいのも分かりますが、それほど悪化していないのに、費用面だけを考えて急いで手術を受けるのは本末転倒ではないかと感じたのです。

本書で触れてきたように、白内障手術は日進月歩で発達を続けています。今は想像だにしないような高機能の眼内レンズが2~3年後に登場し、5年後には手ごろな価格で普及しているかもしれません。手術を受けるからには、心から手術して良かったと思える結果を手にしてほしいのです。

新しい3焦点眼内レンズ「パンオプティクス」の実力

前述した多焦点眼内レンズのなかで、最も登場時に衝撃をもって迎えられたのがパンオプティクスです。日本では2019年10月に日本アルコン社から発売されました。

パンオプティクスの特徴は、3カ所にピントが合う、つまり遠方（5m以上）・中間距離（60㎝）・近方（40㎝）のいずれにも焦点が合うレンズであるということです。運転する、テレビを見る、パソコンを使う、スマートフォン（携帯電話）を使う、読書をするなど、日常生活のさまざまなシーンで眼鏡を使わずに済むことになります。

現在、国内では個人輸入で扱われているPhysIOL社製の「Fine Vision」（以下、ファインビジョン）や、カールツァイス社製の「AT LISA」も、パンオプティクスと同系統の3焦点眼内レンズです。しかし見える距離に、若干の違いがあります。パンオプティクスはそれらに比べ、生活距離により適したレンズといえます。

現在までに本邦で発売されている2焦点眼内レンズや焦点深度拡張型レンズ（一般的に「多焦点眼内レンズ」と呼ばれることが多い）の利点は、遠近ともに視力が合い、眼鏡の使用頻度を少なくできることです。本を読んだり、裁縫をしたりするときの距離は拡大鏡を使うなどの工夫を要する場合もありますが、3焦点眼内レンズはこれらすべてが見えるようになっています。

ただし「薄暮時の見え方が悪い」「光源を見たときにハロー・グレアなどの不快感を覚えやすい」といった注意点もいくつかあります。

そうしたパンオプティクスのメリット・デメリットについては、すでに多くの研究結果が報告されています。実際に使用した経験のある医師からのコメントを紹介します。

Lawless M（※1）らは、パンオプティクスの術後視力について検討しています。その結果、「裸眼の遠方視力、中間距離視力、近方視力は良好で、AT LISAやファインビジョンとほぼ同等であった」と報告しています。

また García-Pérez JL（※2）らは、「明るいとき、薄暮時ともに1・0、0・8、

写真3　パンオプティクス

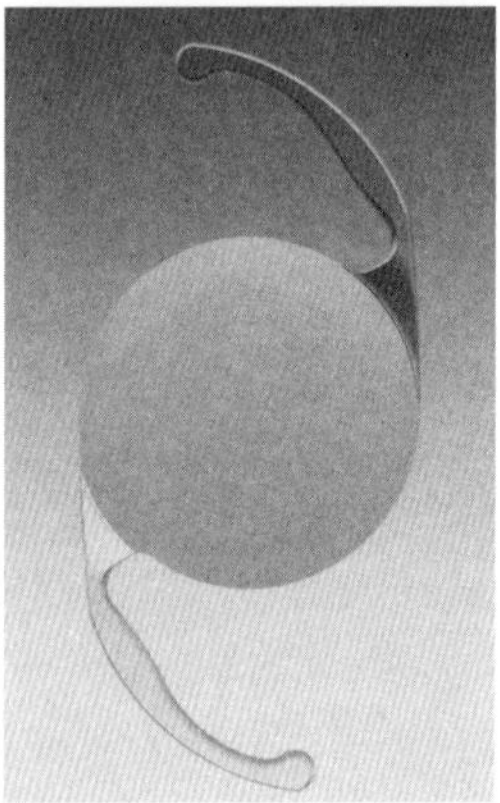

1・0であり、3・4％（58人中2人）が術後の見え方に不満を持ち、5・1％（58人中3人）は手術後に眼鏡を必要とした」と報告しています。

現在までに発売されている2焦点眼内レンズとの比較においても、Mencucci R（※3）らは、「2焦点眼内レンズに比べ3焦点眼内レンズのほうが近見視力は有意である」と報告しています。

一方で、やはり薄暮時の視力については、「2焦点眼内レンズと比較すると若干劣る」との報告もあります。夜に運転をしたり、出かける頻度が多いような人の場合は、日中に比べると少し見えにくいことが気になるかもしれません。

「パンオプティクス」の使用効果

私のクリニックでは、年間200件程度の多焦点眼内レンズを使用した白内障手術を実施しています。その結果を分析すると、2焦点眼内レンズの大きな特徴として、年齢によって視力の出方に差があることが挙げられます。

遠距離は、ほとんどの患者さんがよく見えるようになります。ただ近距離については、40代から60代前半までの人は近くの視力がとても良くなる傾向にありますが、60代後半以降は、小さい文字を見るときに拡大鏡を使う患者さんが多くなります。

これに対し、パンオプティクスは年齢を問わず、遠くから近くまでよく見えている人が非常に多く、術後アンケートで「眼鏡や拡大鏡が欲しい」と答えている人は現在まで、まったくいません。

ハロー・グレアについては、特にハロー（光源の周りに出るぼやけたリング状の光）を感じている人が見受けられます。

「手術前に『そういうことがある』と聞いていたから気にしません」

「逆に『きれいだなぁ』と思っています」

「運転のときは、ちょっと気になります」

「星空を眺める気分にはならないです」

など感想はまちまちですが、おおむね生活上で問題になるものではないようです。

反対に「明るいところでは、すばらしくよく見える」と感動を口にする人が多く、デメリットよりメリットが圧倒的に上回っているため気にならないのかもしれません。

以上のことから、若い人や夜間の外出が多い人は従来の2焦点眼内レンズを、「夜は基本的に家にいるし、運転もあまりしない」「出かけるとしてもたまに夕食に出かける程度」「手術してみて、もし気になるようなら夜の運転を控えてもいい」という人は3焦点眼内レンズを選ぶのも良いでしょう。

多焦点眼内レンズの種類を選ぶときのポイント

パンオプティクス以外の多焦点眼内レンズを選ぶ場合は、どのようなことに気を付ければ良いでしょうか。

重要な点は、すべての多焦点眼内レンズで良好な遠距離視力（おおむね3m以上の距離で見える視力）が得られるのに対し、近距離については、良好な視力の距離が異なっていることです。多くの選択肢があるなかで、1種類のレンズを選択するのは非常に難しいですが、特に重要なポイントについて説明したいと思います。

Ⅰ　生活スタイルに合った近距離のピントは何㎝か？

新聞、読書、裁縫、パソコン、スマートフォン（携帯電話）、タブレットなど、近くの字を読む機会は非常に多いものですが、実はそれぞれ、見ている対象から眼までの距離は異なっています。例えば新聞は40～50㎝、読書は30～40㎝、携帯電話は20～30㎝、パソコンは60㎝が一般的です。ちなみにパソコンはノート型とデスクトップ型で距離が異なります。

人によってもその距離は微妙に差がありますので、ご自分でどのくらいの距離で物を見ているか、確認してみると良いでしょう。

「とにかく本を読みたい！」と希望する患者さんも多いですが、よくよく話を聞いてみると実際は毎日必ず本を読むわけではない、読んでも日に1時間くらい、むしろ新聞を毎日2時間かけて隅々まで読む、という生活を送っている方もいらっしゃいます。

そういうときは、同じ読む作業でも「本」と「新聞」では眼からの距離が異なることを説明し、どちらを優先したいか改めて質問します。

もちろん「手術をしたらこうしたい！」という希望はあっていいのですが、あまりにも希望が先行してしまうと、実際の生活状況に合った焦点距離とは違ったレンズを選択してしまう可能性があります。それはとてももったいないことです。

現在、1日のうちでどれくらいの時間を何にどう使っているか、もう一度チェックしてみるのも良いでしょう。

Ⅱ　ハロー・グレアといった多焦点レンズに見られる光源のボヤけが生活の邪魔をしないか？

多焦点眼内レンズの特徴として、明るい場所（日中の屋外、照明下の屋内など）では非常に良好な視力が得られますが、夜間の屋外や薄暗い室内ではどうしても視力が落ちてしまう傾向があります。

また、暗い場所で信号や光源を見ると周りにボヤけや放射状に伸びる光が出ることがあります。レンズによってその度合いは異なりますし、3～6カ月ほどで出なくなったり、あるいはあまり気にならなくなることが多いのですが、夜間の外出が多い人、夜の運転を頻繁にする人の場合は、医師と十分に話し合ってからレンズを選択しましょう。

このように患者さんの年齢、性別、生活スタイルなどによって、最適な多焦点眼内レンズは異なるものです。

片眼手術について

時々、患者さんに、

「片方の眼だけ見えにくいのですが、片眼でも手術を受けられますか？」

「手術が怖いから、とりあえず片眼だけにしてもいいですか？」

と聞かれることがあります。

片眼の白内障の手術を受ける場合に考えておくべきことは、眼内レンズの種類をどうするかということです。

例えば、単焦点眼内レンズを用いると、ピントが最も合う距離を選択し、必要なときに眼鏡をかけます。

反対に多焦点レンズを用いると、おおむね眼鏡が不要になりますが、細かい作業をするときには拡大鏡などが必要となることもあります。

片眼の手術の場合、白内障になる前の眼鏡の使用状況によって、考えるべきことが変わります。一般的な眼内レンズの選択についてよく理解したうえで、ご自分が次のタイプのうち、いずれに当てはまるか考えてみてください。

A　今まで眼鏡をかけたことはない

B　若い頃は眼鏡がいらなかったけれど、最近は老眼鏡を使用している

C　若い頃は眼鏡がいらなかったけれど、最近は老眼鏡と運転用の眼鏡を使用している

D　若い頃から運転のときだけ眼鏡をかけている。家のなかでの生活なら今も眼鏡

はいらない

E　若い頃から近視用の眼鏡をかけているが、最近は読書のときに眼鏡を外す

F　若い頃から強度の近視で、裸眼で本を読むときは10〜20㎝の距離でピントが合う

Aの人は多焦点レンズが最もおすすめですが、単焦点レンズでは2〜3㎝にピントを合わせると、左右の眼のバランスが良い状態になると思います。

Bの人については、単焦点レンズの場合は5ｍもしくは2〜3ｍにピントを合わせるのが良いでしょう。多焦点レンズを選択した場合、近くのものを見るときに、手術をしないほうの眼のぼやけが気になることがあります。

Cの人はもともと遠視と考えられます。この場合、単焦点レンズなら5ｍもしくは2〜3ｍにピントを合わせることをおすすめします。多焦点レンズを選択しても良いですが、Bの人と同じように、手術をしないほうの眼のぼやけが気になる可能性があります。

Dの人は軽い近視なので、単焦点レンズを選択する場合には2〜3ｍもしくは1ｍにピントを合わせると良いでしょう。ただし手術後も、運転のときには眼鏡が必要

となります。

　また、Dでなおかつ「手術しないほうの眼だけで本が読める」という人の場合、5mにピントが合う単焦点眼内レンズにするという方法もあります。左右の眼のバランスが少し悪くなるため、見え方に慣れる期間が必要ですが、運転のときに眼鏡がいらなくなるというメリットがあります。

　Dの人が多焦点レンズを選ぶと、手術後にはほぼ眼鏡のいらない生活になる可能性が高いと考えられます。

　Eは30～60㎝くらいでピントが合っている近視の人です。選択肢はさまざまです。2～3mにピントを合わせると、日常生活は非常に楽になると思われます。左右の見え方のバランスに慣れることができれば、あまり眼鏡を使わないで生活することが可能になります。もし「バランスが悪い」と感じるのであれば、手術をしない眼のほうは手術前と同じように眼鏡やコンタクトレンズで視力を補います。

　同じ単焦点レンズでも、手術前と同じように「本が読みやすい」と感じる距離にピントを合わせる方法もあります。そうすれば遠いところは眼鏡をかけるという、手術前と同じ生活になります。

多くの眼科で勧められるのがこの選択だと思いますが、「せっかく手術するなら、眼鏡をかけずに生活したい！」と希望する患者さんもいらっしゃいます。そういう方は医師とよく相談しましょう。特にコンタクトレンズの使用に慣れている人の場合は、遠くにピントを合わせることも可能です。

Ｅの人が多焦点レンズを選択する場合は、手術をしないほうの眼はコンタクトレンズを装用すると、より良い見え方を実感できるでしょう。

Ｆの人については、Ｅの人にも同じことがいえますが、コンタクトレンズの使用状況によって考え方が変わります。ずっとコンタクトレンズを使用してきたという人についてお話ししましょう。

単焦点レンズでは、２～３ｍもしくは５ｍにピントを合わせれば、手術をしないほうの眼にコンタクトレンズを使用し、読書時には老眼鏡を使用するという生活になります。20～30㎝にピントを合わせれば、手術後には両眼ともにコンタクトレンズが必要となりますが、裸眼でも本が読みやすいというメリットを感じることができます。

多焦点レンズを選択する場合は、手術をしないほうの眼にコンタクトレンズを使用すれば、遠くも近くもよく見える状態になります。

コンタクトレンズを使用しない人は、左右のバランスを考えると20㎝程度にピントを合わせると良いでしょう。


片眼だけ白内障手術を受ける人は、以上のポイントを押さえたうえで、

「今回、手術しないほうの眼に白内障はあるか。あるなら、いつごろ手術を受けることになりそうか」

ということを考えておく必要があります。すでに少しでも白内障がある場合は、おそらく、そう遠くない未来に手術を受けることになります。ですから両眼の手術が終わったときの生活を想像して、最適と思われるレンズを選択すると良いでしょう。

その際、手術を受ける人の年齢によっても考え方が少し変わってきます。

50代よりも若い場合は、もしかするともう一方の眼は20年後に手術をすることになるかもしれません。

特に多焦点レンズを選択される場合、
① 今ある多焦点レンズが10年後には市場からなくなっている可能性がある

② 10年後には今の多焦点レンズの弱点ともいえるハロー・グレアのない調節機能付き眼内レンズが発売されている可能性がある

ということを念頭に置く必要があるでしょう。つまり、両眼の手術が終わったあとには、左右で少し異なる見え方になる可能性も少なくないのです。それを踏まえたレンズ選択をおすすめします。

あるいはこれから画期的な治療法が登場して「手術をしなくても白内障は治る！」という未来が訪れるかもしれません。いずれにしても眼内レンズの選択は、皆さん一人ひとりの現在・過去・未来を含めて考えるべき大事なものです。

乱視矯正機能を持つ「トーリック眼内レンズ」

すでに紹介してありますが、眼内レンズには乱視に対応する種類もあります。「トーリック眼内レンズ」といって、乱視を矯正する機能を付加したレンズです。単焦点眼内レンズ・多焦点眼内レンズともに用意されていますので、通常の眼内レンズと同じように、希望する術後の見え方に応じて選ぶことができます。

乱視には水晶体に原因がある場合と、角膜のゆがみが原因となっている場合があります。

水晶体に原因がある場合は、白内障手術で水晶体を取り除くことによって症状が軽減されます。一方、角膜のゆがみが原因の場合は、白内障手術をしても角膜に影響はありませんから、根本的には乱視が残ったままです。

そこで手術にトーリック眼内レンズを使用し、角膜のゆがみを矯正して乱視の見え方をなくします。これまで乱視用の眼鏡をかけていた人も、裸眼で生活できる可能性が高くなります。

ただ残念ながら、乱視矯正用の白内障手術を行っている医療機関はさほど多くありません。私も患者さんに「ほかの病院で『乱視は治せない』と言われた」と聞くことがよくあります。乱視のある人は、初めて受診するときに確かめたほうが良いでしょう。

乱視矯正こそ検査と手術の質が問われる

白内障手術で乱視を矯正することは、遠視や近視の患者さんを矯正するより難しいとされています。

角膜にゆがみがあるせいで乱視になっている人の眼を矯正するには、角膜のゆがみとは反対のゆがみを持ったレンズを向かい合わせなければなりません。例えていうと、凹の形に凸の形を向かい合わせて四角形にするようなものです。そうすれば互いに打ち消し合って、ゆがみの影響が相殺されます。

角膜のゆがみ方は、患者さん一人ひとりで異なります。計測して図面化すると、まるで地図のなかの等高線のようです。したがって乱視矯正用の眼内レンズを決めるときは、乱視の原因である角膜のゆがみの形状を正確に把握するところから始めなければなりません。通常の白内障のとき以上に、乱視矯正を伴う白内障の検査が困難で複雑なのはこのためです。

そして手術の際は、眼内レンズを固定する位置と角度に細心の注意を払う必要があります。ほんの少しでも角度が回転していれば、計算どおりの度数が出ずに乱視が残ってしまいます。

人間の眼は起き上がっているときと横になっているときで、角度が変わります。横になると少しだけ、眼球が回転するのです。

白内障手術のとき、患者さんは手術用の椅子に座ります。手術が始まる前にリクライニングを倒しますから、手術中の患者さんはほぼあおむけの状態になります。そのことも乱視矯正の白内障手術に屈折誤差が生じやすい理由の一つです。

私のクリニックでは、入念な術前検査で精度の高い測定値を割り出し、手術中もORAシステムでリアルタイムの数値を反映させた検査を繰り返しているので、屈折誤差を最小限に抑えることができます。

また手術では、切開位置やレンズの固定位置のガイドを手術顕微鏡とモニターに映し出すイメージガイドシステムの装置も使用しています。これについては第5章でご説明しましょう。

第5章

誤差ゼロを追求する「渡邊式・白内障治療」

③術後の誤差を徹底排除する最先端機器

現代の主流の手術法「超音波乳化吸引術」

次に白内障手術について説明していきます。

現在の白内障手術は主に「超音波乳化吸引術」と「レーザー白内障手術」が用いられています。ここでは歴史的に先に登場した、超音波乳化吸引術の内容からご紹介しましょう。

超音波乳化吸引術はここ20～30年の間、世界的に白内障手術の主流を占めてきました。正確には砕いた水晶体を吸引で除去するまでを指す名称で、眼内レンズを入れる工程をプラスして「超音波乳化吸引術＋眼内レンズ挿入術」と表現されるのが一般的です。

手術は次のような手順で進められます。②から⑦までは、すべて手術顕微鏡越しに行われます。

①　点眼薬または注射で局所麻酔をします。

②　極細のメスで角膜（いわゆる黒目の部分）の縁2カ所に、それぞれ1㎜と2〜3㎜程度の切れ目を入れます。

③　②で作った1㎜の切開部から、ヒアルロン酸ナトリウムが主成分のジェルを入れます。これは角膜と虹彩に挟まれた部分の空間を保ち、手術の作業から周囲の組織を保護するためのものです。

④　前嚢を切開したら、その下に水晶体の核と皮質の部分が出てきます。これで水晶体の除去すべきところまで作業がたどり着きました。先端から超音波を出す器具に持ち替え、超音波を当てて核と皮質を細かい破片に砕きます。

⑤　超音波を出す器具は吸引もできるため、砕いた核と皮質を吸い取ります。破片をすべて取り除くと、水晶体は水晶体嚢と、それを周囲の組織とをつなげているチン小帯の部分だけが残ります。

⑥　残った水晶体嚢の中に眼内レンズを挿入します。眼内レンズは直径約6㎜のレンズに、支持部と呼ばれる腕のような部分が2本付いた構造をしています。支持部は膜状の水晶体嚢を内側から広げるように腕を伸ばし、眼内レンズを定位置に

固定させてくれるのです。

⑦　眼内レンズの位置を調整したらジェルを吸い取り、眼のなかを還流液という水分で洗います。切開部が閉じていることを確認したら、手術は終了です。切開部はまれに縫合が必要な場合もありますが、通常は自然に塞がります。

白内障手術では以上の工程が、早ければ5分、白内障が進行していたり、眼の組織が弱かったりする場合であれば30分程度という短時間で行われます。患者さんが手術室に入ってから出るまでで15～40分程度でしょうか。眼の局所麻酔なので術後はいつもどおり歩いて移動できますし、術後の説明と処方を受けたあとは、そのまま帰宅することができます。

安全性と有用性を両輪に進化してきた今日の白内障手術

ところで白内障手術の傷口が大きくて2～3㎜と知って、驚いた方もいるのではないでしょうか。眼内レンズは支持部まで含めると全長約13㎜です。普通に考えれば、1〜2㎜の切開部から挿入できるものではありません。

実は眼内レンズはアクリル樹脂製で、小さく折りたたむことができます。それを「インジェクター」というボールペンのような形をした器具のなかにセットして先端を切開部に挿入し、眼内レンズを水晶体嚢のところで開かせるのです。


手術の切開部が大きいと、それだけ視力回復までに時間がかかり、術後に合併症や乱視を引き起こすリスクが上昇します。技術革新によって切開部が非常に小さくなるにつれて、白内障手術の安全性はより高まってきました。


ここで白内障手術の変遷を簡単に紹介しましょう。

1970年代までの白内障手術は、水晶体を嚢ごと摘出する「水晶体全摘出術」で行われていました。この方法では約20㎜の眼球に対して10㎜以上の切開部を作らなければならず、水晶体を取り出したあとは縫合も必要です。当時は眼内レンズがまだ普及しておらず、術後は分厚い眼鏡をかける生活になりました。

1970年代後半に眼内レンズの安全性が確認されると、水晶体嚢を残してなかに眼内レンズを入れる方法が生まれました。「水晶体嚢外摘出術」といって、現在も白内障が進行し過ぎて核が割れにくいときなど、超音波乳化吸引術やレーザー手術ができない場合に使われることがあります。

しかし眼内レンズが普及したものの、核や皮質を砕かずにそのまま摘出するため、切開部は小さくなりませんでした。それが１９９０年代に入り、次第に超音波乳化吸引術が浸透して切開部が小さくなったのです。折りたためる眼内レンズの登場がそれに拍車をかけました。

新しい手術法や機械・器具の開発を背景に、白内障手術はより安全で眼に優しいものへと成長してきました。一方で眼内レンズの多様化が進み、近視・遠視・乱視など屈折異常の眼を矯正するのはもとより、眼鏡の装用を大幅に減らすこともできるようになりました。安全性と有用性を追求した結果、大きく花開いたのが今日の白内障手術といえます。

しかし進化はまだ道の途中です。第3章で紹介した波面収差解析装置のように、多くの医師が有用性を意識しながら、さまざまな理由からいまだ検討の段階に踏みとどまっているものが存在します。

その代表的な例が、次に紹介する「レーザー白内障手術」です。2008年の誕生から10年以上が経つにもかかわらず、日本ではいくつかの事情で、まだあまり普及していません。

私は導入して有用性を感じている一人ですが、できるだけニュートラルな視点でレーザー白内障手術の特徴を説明したいと思います。

最新の手術法「レーザー白内障手術」

レーザー白内障手術は、正式には「フェムトセカンドレーザー白内障手術」といいます。これはフェムトセカンドレーザー白内障手術装置という機械を使って行います。

フェムトは「1000兆分の1」、セカンドは「秒」を意味します。つまり1000兆分の1秒というごく短い時間のレーザー照射により、白内障手術の工程の一部を迅速かつ正確に行うのです。

先ほども述べたように、実際の手術は次の順序で進めていきます。

①水晶体嚢の前の部分に5㎜程度の円形の穴を開ける
②黒目のふちを2㎜程度切開する
③核を細かく分割する
④核・皮質を取り除く
⑤眼内レンズを入れる

約20年前から現在まで、白内障手術の方法としては「超音波手術」が一般的です。超音波手術では、このすべての工程を手作業で行います。

一方、近年登場したレーザー白内障手術では、①~③の工程をコンピューター制御のフェムトセカンドレーザーが行い、④と⑤の部分だけを手作業で行います。手術のおよそ8割をレーザーが行ってくれるというわけです。

当クリニックでは「LenSx」（以下「レンズエックス」、日本アルコン社）という機種を導入しています。まず、機械とつながれているペイシェントインターフェイス（PI）という大きなコンタクトレンズを眼に装着します。そして、患者さん

図表９　レーザー白内障手術の流れ

1. 水晶体嚢の前の部分に穴をあける

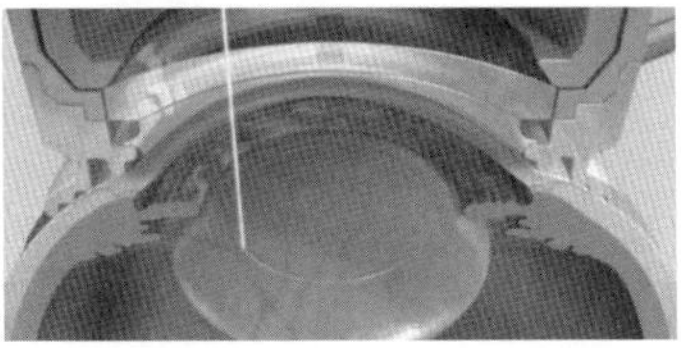

2. 黒目のふちを切開する

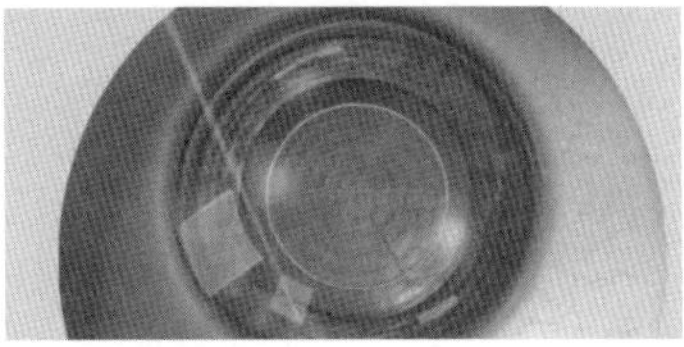

3. 核を細かく分割する

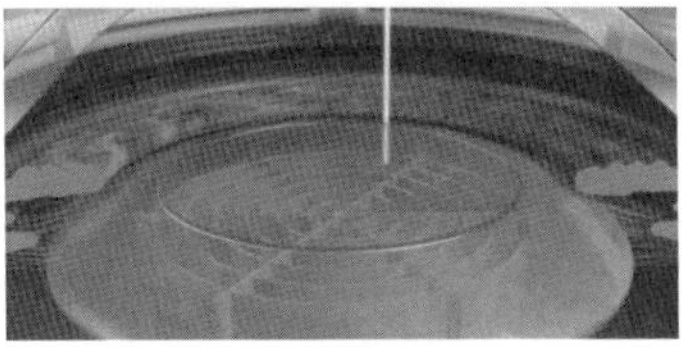

4. 核・皮質を取り除く

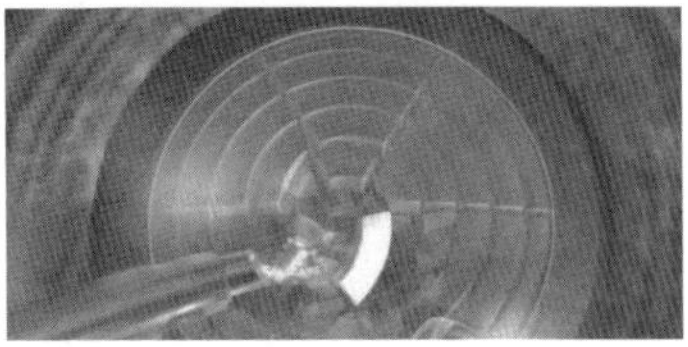

5. 眼内レンズを入れる

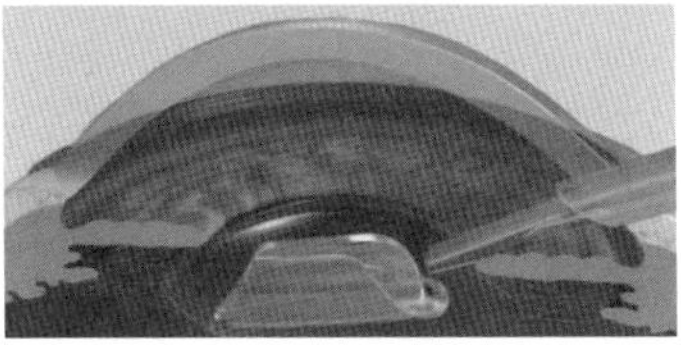

の眼の状態を瞬時にスキャンしてモニターに映し出します。すると、3次元の解析で適切な切開の位置や大きさ、角度を計算し、精密な手術設計図を提示してくれるのです。

レーザー白内障手術は高精度と低侵襲を兼ね備える

私がレーザー白内障手術を導入した最大の理由は、超音波乳化吸引術よりさらに正確で安全な白内障手術を行うことができるからです。

当クリニックの白内障手術は検査の精度を可能な限り高め、屈折誤差を徹底的に排除して、患者さんに希望どおりの見え方を提供することが治療方針です。手術も精度の高い方法で行わなければ、眼内レンズの位置固定などで微妙なずれが生じる可能性があります。とりわけ、最新型の多焦点眼内レンズや乱視矯正レンズは複雑な構造をしているため、レンズの固定に傾きや位置ずれがあると本来の性能を充分に発揮できなくなります。

写真4　LenSx（レンズエックス）

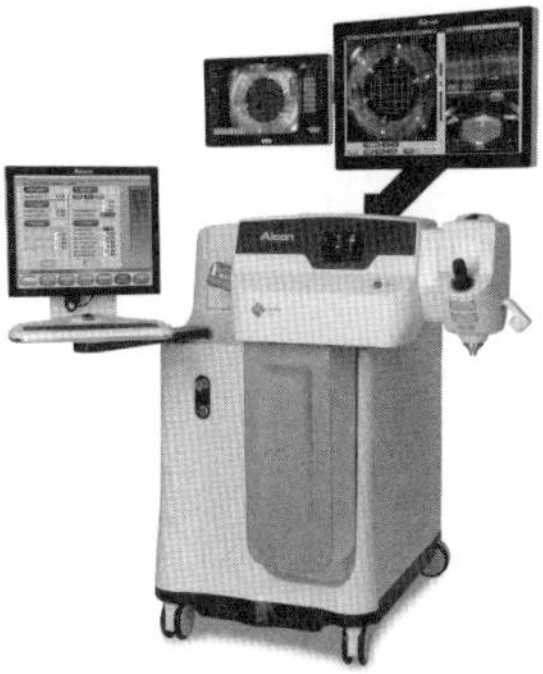

安全面でいえば、超音波の使用量を大幅に減らせることが挙げられます。

超音波は、角膜内皮細胞を減少させ角膜の炎症を引き起こします。

それに対し、レーザー白内障手術は超音波を当てる時間が短く、使用量も少なくて済みます。私は超音波乳化吸引術においても超音波の量を意識して低く抑えていますが、レーザー白内障手術ではさらに使用量を70～100％まで減少させることが可能です。患者さんの白内障の進行具合にもよりますが、超音波をまったく使わずに手術するケースもあります。

医療行為には、身体に有害と分かっている物質でも使わざるを得ない場合があります。生体の恒常性を乱す可能性がある刺激を「侵襲」といいますが、できる限り低侵襲を心がけることも白内障手術の安全性の向上につながります。

また、超音波の使用は水晶体嚢を破損する原因となることがあります。レーザー手術がこの合併症を減少させることは論文でも報告されています。

超音波とレーザー、患者さん視点の比較は？

実際に手術を受けようと思っている患者さんにとって、特に関心が高いのは「痛みの有無」「手術時間の長短」「合併症の確率」「手術後の視力向上の差」などかと思います。加えて「眼の前にいる医師は手術が上手なのか？」「経験はどれくらいあるのか？」なども気になるところでしょうか。

これらに関して、海外の論文をもとに超音波乳化吸引術とレーザー白内障手術のどちらの手術がより優れているのかを比較したいと思います。

まず痛みの有無については、論文であまり論じられることがありません。

手術中の痛みを取る麻酔の方法は医療機関によって異なりますが、多くは点眼麻酔を用いています。この点眼麻酔はほとんどの痛みを取り除きますので、患者さんが手術中に痛みを感じることはほぼありません。ただし「触られている」「まぶしい」という感じは残る可能性があります。

レーザー白内障手術においては、超音波発振時間は減少しますので、眼のなかに器具を入れている時間が短縮します。つまり触られている不快さを感じる時間が短縮するということです。

次に手術時間についてですが、一般的な白内障手術は従来の超音波手術に比べ、レーザー手術のほうが5分ほど長くかかります。これは2台の機械を用いて行わなければならないためで、実際に手術にかかる時間というよりは、機械の準備や移動によるものと考えて良いでしょう。

合併症についてはどうでしょうか。

手術中に生じる合併症で、最も問題になるのが、水晶体嚢が破れてしまうことです。逆にいうと、嚢が破れさえしなければ手術中に合併症が起きる可能性の大部分がなくなります。

Roberts HW（※4）らの報告では、水晶体前嚢の破綻が生じたのはレーザー手術に多く、後嚢が破けてしまった症例は超音波手術に多かったとされています。また、後嚢が破れた症例の半数で、より重篤な水晶体の硝子体内落下を生じたと記されています。

一方でNagy ZZ（※5）らはレンズエックスについて、Day AC（※6）らは同様のフェムトセカンドレーザー白内障手術装置である「Catalys」（J&J社）について、合併症の発生頻度に関して報告しています。それによれば、ラーニングカーブ（練習することによって技術の習得が進む学習曲線のこと）が存在するため、医師は特にレーザーを導入してからの初めの100例に注意を要するとしています。

これらの報告をまとめてみると「100例程度の手術経験を積んだ眼科医が執刀するのであれば、レーザー手術は重篤な手術合併症を回避し、より安全な手術を行うことができる」と考えられるでしょう。

また、過熟白内障など、一般的に手術が困難とされる例について見てみると、Chee SP（※7）らやZhu Y（※8）らは、レーザー手術を行っても不完全な前嚢切開には注意を要するが、超音波手術に比べて安全性が高い、一方で後嚢破損などについては有意な差がなかった、レンズの固定位置はレーザー手術が優れていた、と報告しています。

このことから、手術の熟練には超音波乳化吸引術のほうが圧倒的に時間を要する、レーザー手術は術者によらず正確な手術を行える可能性があり、手術を受ける立場としては、より安心して手術に臨めるといえるのではないでしょうか。

現在はまだまだ限られた施設でしか受けられないレーザー白内障手術ですが、より装置が安価になり、保険診療でも施術可能となれば、日本国内においても普及していくことになるでしょう。また、現在は2台の機械を使用しなければなりませんが、近い将来、一体型の手術装置が開発されるはずです。

以上をまとめてみますと、フェムトセカンドレーザーの有用性については論文や学会などで多く報告されていますが、白内障進行度による合併症の発生頻度の比較など、十分に議論されていないところもまだまだあります。また、海外と日本における医師の技量の差についても考慮する必要があります。

しかし実際に使用している眼科医の立場からいえば、フェムトセカンドレーザー白内障手術はごく簡単な守るべき注意点の確認を怠らない限り、より安全で、医師の技量を問わずに安心して手術を受けられるものであると思います。

レーザー手術と患者さんの安心感の関係

レーザー白内障手術が可能な施設は全国でも数十施設に限定されており、学会でもその有効性について議論されていますが、否定的な意見も少なくありません。その多くが、「安全性、侵襲性についてはあまり変わらないので、現在主流である超音波手術で十分」という意見です。

ただ、レーザー白内障手術が受けられる、患者さんの安心感に大きく影響するということを重視すべきだと私は思います。口コミやインターネットでの情報などを集め、最初から目的とする医師にやってもらうという方ならいいかもしれませんが、近隣の眼科から大きな病院に紹介され、初めて会う医師に手術を任せる方の場合はどうでしょうか。

「私の眼をちゃんと手術してくれるのかな?」
「この先生は手術がうまいのかな?」
「経験はどれくらいあるのかな?」

不安や疑問はたくさんあると思います。

しかし「先生の経験症例数は？」などの疑問を医師に直接ぶつけられる方はそういません。

先ほども述べたようにレーザー手術であれば、極端にいえば研修医でも、年間1000例の手術を行っている医師でも、ほぼ同等の手術が可能です。このことが患者さんの不安を一掃できるのではないでしょうか。

ただし、問題点がないわけではありません。

① 保険診療で行っている施設はまずない

② 手順が少し煩雑なので手術時間が5分程度は長くかかる

といったことがレーザー手術の課題として挙げられます。

今後さらに技術が進歩し、工程の単純化、機械の低価格化などが進めば爆発的に普及するものと考えています。

白内障手術におけるイメージガイドシステムの有効性

本書ではここまで、当クリニックが行っている白内障手術の特徴について述べてきました。すなわち綿密なコンサルテーションで患者さん個々に最適な眼内レンズを選び、術前検査および術中検査の精度を徹底的に高め、その結果を正しく反映する精密な手術を行う手法です。そうすることで術後の屈折誤差を可能な限りゼロに近づけ、患者さんが術前に希望したとおりの見え方を実現できる確率が高くなります。

本章では、そのうちの「手術」の質的向上を図る方法として、まずレーザー白内障手術の内容を紹介しましたが、もう一つ欠かせない存在になっているのが「イメージガイドシステム」です。

乱視矯正眼内レンズや多焦点眼内レンズの登場以来、手術後の裸眼視力の向上を目的として、白内障手術の関連機器は大きく発展してきました。

イメージガイドシステムは現在「VERION」（以下「ベリオン」）、日本アルコン社）と「CALLISTO eye」（Zeiss社）の2機種が日本において使用され、当クリニックでもベリオンを導入しています。

　これらイメージガイドシステムの機能を分かりやすく説明しましょう。

　イメージガイドシステムは手術顕微鏡とつながっており、術者の見ている顕微鏡画像上にイメージガイドを提示してくれます。その主な機能は、手術前に撮影した個別の眼のデジタル情報をもとに、

①　手術眼認証
②　角膜切開位置のガイド
③　前嚢切開の大きさの表示
④　挿入した眼内レンズの中心位置の提示
⑤　乱視矯正レンズの乱視軸マーカーの表示

を行ってくれるというものです。

　乱視矯正レンズの乱視軸のマーキングは、イメージガイドシステムが登場するまでは、手術前に医師が手術をする眼に直接マーキングをしなければなりませんでした。それらの手順をデジタルマーカーで適切に表示してくれるため、正確な手術を

行ううえで大きな助けとなっています。

では乱視矯正レンズを使用した場合、医師の手によるマニュアルマーキングとイメージガイドシステムを用いたデジタルマーキングとでは、術後の乱視矯正効果にどのような差が出るのでしょうか。

ある研究結果によると、デジタルマーキングのほうが術後の乱視矯正効果が高いと報告されています。

また別の研究では、ベリオンを用いた症例と、外来用眼科顕微鏡を用いたマーキングを行った症例、肉眼で直接マーキングを行った症例という3群において、ベリオン群と顕微鏡群は肉眼群よりも「術後の乱視軸のずれが少ない」と報告しています。

これらの報告から、少なくとも正確なマニュアルマーキングとデジタルマーキングは、ほぼ同等の結果であると考えられます。

しかしながら、マニュアルマーキングは手術直前に外来の顕微鏡を用いて正確に行う必要があり、術者にとっても、手術を受けられる方にとっても負担になると考えられます。

また別の調査では、ベリオンとＣＡＬＬＩＳＴＯ ｅｙｅのどちらが優れているかを検証したところ、おおむね同等の効果があり、どちらかの有意性は確認できなかったと報告されていますので、手術を受ける施設ではイメージガイドシステム使用の有無を確認するとよいでしょう。

このように、イメージガイドシステムは乱視矯正用眼内レンズの使用時に最も効果を発揮するものですが、術後の乱視を減らすために必要な正確な位置での角膜切開や、眼内レンズの中心固定においても重要です。

フェムトセカンドレーザー白内障手術装置や、術中リアルタイム眼情報解析装置などの先進技術とともに、多くの医療機関に導入される日がくれば、患者さんの手術後裸眼視力の向上に大きく寄与する技術であることは間違いありません。

この章まで、最先端の医療機器を含めて「白内障手術の今」を詳しくご紹介してきました。ぜひ繰り返しお読みいただき、ご自身の治療に役立てていただければと思います。

第6章

白内障手術の疑問に答えるQ&A集

白内障手術Q＆A（術前編）

この章では、白内障手術について患者さんから多く寄せられる疑問や質問について、術前・術後に分けてお答えします。

まずは術前編です。患者さんが術前に抱えがちな不安や、心配されやすい手術時のリスクについても解説しましたので、ぜひ治療の参考にしてください。

Q　初診から手術後までの流れを教えてください

まず、クリニックや病院の眼科を受診して、白内障かどうかを診断するための検査を行います。視力検査や眼圧検査、細隙灯顕微鏡検査、眼底検査などがあります。この検査は全国の眼科で受けられますが、少なくとも診断を受けたあとの精密検査は、実際に白内障手術を行っている眼科で受けることをおすすめします。手術を行っている眼科のほうが、手術が必要な進行度かどうかを適切に判断できるためです。

手術をすることが決まったら、手術前検査を行います。この検査で眼内レンズの度数や種類を決めるので、測定ミスが許されない大事なものだと理解しておいてください。

手術前検査は手術日の約1～2週間前に行われることが多く、視力・眼圧検査、眼底検査、屈折検査、眼軸長検査などを行います。測定誤差を極力なくして、術後の見え方をより良いものにするためにも、新しい検査機器で行うことが推奨されます。手術前検査と併せて、担当医による説明も行われます。患者さんの日頃の生活スタイルや希望する見え方などをうかがい、より最適なレンズ選びに役立てます。

手術のおよそ3日前から、手術に向けて眼の表面の細菌を減らすために、抗菌薬を点眼し始めます。手術前日から抗菌薬を内服することもあります。

そしていよいよ手術当日です。

医療機関によって多少の違いはありますが、日帰り手術の場合、当日は次のような流れで手術が行われます。

●来院

予約時間に受付を済ませます。

●手術の準備

血圧測定のほか、体調不良がないかどうかの検査を受けます。

次に、瞳孔を広げる目薬（散瞳薬）や抗菌薬を点眼。その後、痛みのないように麻酔の目薬を数回に分けて点眼します。

●手術

手術室に入ります。手術台の上ではリラックスして、医師や看護師の指示に従います。

手術は麻酔をしてから行われますので、痛みはほとんどありません。「痛くはなかったが、手術前の消毒液が少し染みた」という感想を持つ人もいます。

一般的に、手術自体は10～20分程度かかります。準備や術後の処置を含めても、手術室に入ってから出るまでトータル20～30分前後の短時間で終了します。

手術終了後は、待合室でしばらく待機します。その後、これからの生活で注意すべきことや、点眼薬・飲み薬、その後の検診などについて説明が行われます。

●帰宅

全身の状態が安定していることを確認できたら、帰宅できます。一つの目安ですが、日帰り手術の場合は来院から終了までの所要時間は1時間半ほどです。

もし帰宅途中や帰宅後に体調不良になったら、指定の連絡先に問い合わせましょう。

●術後の定期検診

白内障の術後は、見え方が安定するまでに時間がかかります。眼の表面に付いた傷は数日残り、充血もしばらく続きます。

術後はしっかり経過を見る必要があるため、手術翌日、1週間後、1カ月後、3カ月後、6カ月後と定期的な検診が続きます。忘れずに受けて、何らかの違和感が出てきたら検査の予定がなくとも必ず医師に相談してください。

Q　手術を受けるベストタイミングはありますか？

「白内障手術を受けるタイミングはいつがいいのでしょうか？」

と聞かれることがよくありますが、

「基本的には、困っているときが手術を受けるタイミングです」

と私はお答えするようにしています。

白内障は、がんやそのほかの深刻な病気のように、診断されたからといって必ずしも急いで手術しなければいけない病気ではありません。白内障の進行度に問題がなく、かつ普段からまったく問題なく過ごせているようでしたら、まずは点眼治療をしたり、眼鏡を変えたりして様子を見ましょう。

手術したらよく見えると言われても、普段困っていなければ、なかなか気が進まないものです。せっかく手術したのに「なんだか、手術前と変わらないな……」と思うよりも、「よく見える！」と思えるときが最も良いタイミングだと私は考えています。

例えば、あなたがなんとなく見えづらさを感じるようになり、「眼鏡の度数が合っていないのかな」と思って眼科を受診したとします。

視力検査の結果に問題はありませんでしたが、医師からは「白内障です。手術をおすすめします」と言われました。とはいえ、普段は本も読めるし、運転もでき、遠くのものまでよく見えます。眼鏡なしで買い物に行くこともでき、生活にまったく支障はありません。

こういう場合は、手術を受けるのは少し早いかもしれません。老眼鏡をかけたり、眼鏡の度数を変えただけで、見えにくさが一気に改善される人もいます。

逆に、視力がちゃんとあって周りがはっきり見えていても、白内障のせいで日ごろ不快なまぶしさを感じているなら、手術を受けたほうが良いでしょう。術後はまぶしさが改善され、ずいぶん過ごしやすくなるはずです。

先ほど、「基本的には困っているときが手術のタイミング」と述べました。ただし、タイミングを計るうえで注意したいのは、本人が気づかない状況にあるときです。まず一つに、自覚症状を感じにくいけれども、実は手術をしなければいけないほど白内障が進行している場合があります。

このタイプの白内障は「核白内障」といいます。水晶体の中央にある核の部分から濁り始めていき、核がだんだん硬く膨らんでいきます。そのため、「眼鏡がなくても近くが見えやすくなり、その代わりに遠くが少しぼけてきた」という感覚はあるものの、眼鏡を替えれば問題なく過ごせてしまうので、進行を見逃しやすいのです。

核白内障はそのまま進行してしまうと、硬くなった水晶体を手術で処置するのに非常に時間がかかりますし、何よりも眼に負担がかかってしまいます。

核白内障で、かつ「硬くなってきているので早く手術したほうがいいでしょう」と言われたときは、たとえ現状に困っていなくても早めに手術することを推奨します。

もう一つ注意しておきたいのは、その人の生活状況によって、自覚症状に気づきにくい場合があるということです。

例えば、白内障の進行度合いがまったく同じＡさんとＢさんがいたとします。

Ａさんは旅行が大好きで、車もよく運転し、週末にはテニスやゴルフに出かけるなど積極的な毎日を送っています。

一方、Ｂさんは定年後にめっきり家にいることが増え、今ではほとんど外に出ることはありません。２ｍ先にある大画面のテレビを見て過ごし、ご飯を食べて寝る日々です。

Ａさんは白内障が少し進行した段階で「なんだか見えにくくなったなあ」と気づき、週末のレジャーやスポーツに支障をきたすようになりました。しかし、Ｂさんはいまだ進行に気づいていません。

Ｂさんの困り具合は、現状ではそれほどでもありません。このまま同じ生活をずっと続けるならば、手術はまだ先でもいいでしょう。しかし、信頼する主治医に「もっとよく見えるようになりますよ」と手術を勧められたら、その言葉に耳を傾けてみるのもいいと思います。

Q　手術に向いている季節はありますか？

白内障手術を受ける前に、患者さんから

「なるべく夏の暑い時期は避けたいのですが……」

という相談を受けることがあります。

患者さんが夏を避けたがる理由は主に二つあります。

一つは、術後にお風呂に入れなくなり、汗を流せなくて気持ち悪くなるから。もう一つは、「夏は高温なので涼しい時期よりも傷痕に雑菌が付きやすい」というイメージによるものです。

ただ、これらについては誤解されている面もあります。

まず術後のお風呂ですが、確かに眼の表面に付いた傷を保護するために、しばらく入浴も洗顔も控えなければいけません。家でいつものようにシャワーを浴びられるようになるのは、傷の過程を見ながら術後3～7日くらいが目安になります。

しかし、首から下のシャワーなら手術当日または翌日から可能ですし、眼を押さえなければ、絞ったタオルで顔を拭いても大丈夫です。さらに眼をぬらさないようにさえすれば、美容院でシャンプーしてもらうような体勢で髪を洗うこともできます。それができなくても、ドラッグストアなどで水で洗い流さないシャンプーが市販されているので、ある程度の清潔さを保つことができます。

また、術後はあまり出歩かず、涼しい室内で過ごすでしょうから、汗だくになるような状況は少ないはずです。

汗を流せないという理由だけで、漠然となんとなく夏は避けたいと考えている方は、ぜひ考え直してみてください。

夏を避ける二つ目の理由、「感染症を起こしやすい」というのも、実際には誤りです。

白内障手術の合併症で、最も気をつけなければいけないのは「術後眼内炎」という細菌感染症です。この感染症と気温との関係については、各国の論文で数多く報告されています。

カナダ、韓国、オーストラリアの論文によると、眼内炎の発症に深く関わる結膜の細菌が増加するのは春であり、気温にすると12℃～22℃であるという報告があります。

12℃～22℃というと、日本では4～6月の春から初夏にかけて、または10月～11月の秋から初冬にかけてです。近年の日本の夏は30℃超えの猛暑続きですから、この気温には当てはまりません。

これらのデータからは「眼内炎になりやすい春や秋の手術は避けたほうがいい」という結論も導き出されてしまいます。

しかし長年白内障の患者さんを診ている立場としては、滅菌・消毒といった感染症対策をしっかりしていれば、気候による影響はまず考えなくてもいいと強く感じています。なお、春が多いというデータは、手術室に新しいスタッフが配属される時期だという環境要因もあると思われます。

結論としては、手術に向いている季節や時期は特にありません。

ただ、プライベートや仕事、家族の都合などを考慮して手術日程を担当医に伝えるのは、一向に構いません。

「留守にしやすい時期なので夏にしたい」

「春を気持ち良く過ごすために、冬の間に受けておきたい」

こういった要望は、ぜひ担当医にご相談ください。

Q　日帰りと入院、どちらがいいの？

白内障の手術は痛みがほとんどなく、体への負担がないのが特徴です。そのため、コントロールできていない高血圧や糖尿病など、内科との連携が必要な持病がない限りは、日帰り手術が可能です。

近年では日帰り手術のほうが主流になり、白内障の手術件数の過半数を占めています。入院費用が発生しないため、日帰り入院のほうが費用面でも大きなメリットがあります。

ただし、当日は手術終了後に、治療した眼に眼帯をするため視野が狭くなります。高齢の方や体が不自由な方は、付き添いで来てくれる人がいたほうが安心です。また、術後は車の運転ができません。自家用車で通院する方は、付き添いの人に運転をお願いしましょう。

一方で、1泊の入院ができる医療機関もあり、持病がある方はもちろんのこと、当日の帰宅に不安がある方は入院のほうが良いでしょう。ほかにも、信頼できる医療機関が遠方にある場合に、近隣のホテルに宿泊して手術と診察を受ける方もいらっしゃいます。

私のクリニックでも遠方からの患者さんを受け入れており、その場合は可能であれば5日間ほど滞在していただき、検査や手術を行います。その後の定期検診は地元の眼科で受けていただいています。

Q 手術が不安です。どう乗り切ればいいですか？

白内障手術を受けることになった方の多くは、「怖いな」「不安だな」「大丈夫かな」といったマイナスの感情をお持ちだと思います。

眼というとても大事な器官の手術ですから、そう感じるのは当たり前のことです。特に手術自体が初めての方でしたら、なおさらでしょう。

手術日が迫るにつれて、夜なかなか眠れなくなったり、精神的に不安定になったりする患者さんもいます。そうならないように、事前に心の準備をしておくことをおすすめします。

まずは、心のなかにある不安の正体を探ってみましょう。

「痛くないかな」
「手術中に眼が動いても大丈夫なのかな」
「合併症が起こったらどうすればいいだろう」
「ちゃんと見えるようになるだろうか」
「もし先生の調子が悪くて、手術が失敗してしまったらどうしよう」

ほかにも、患者さんの頭をよぎる恐怖感や疑問は、たくさんあると思います。

ただ、そういった感情すべてに共通するのは、現実ではほぼ起こり得ない、ネガティブな発想から生まれているということです。

白内障手術においては、点眼麻酔が行われるため痛みはほぼなく、合併症もほとんど起こりません。

「痛みに弱くて自信がない」という方は、手術中に「痛いです」と伝えてくだされば、麻酔を追加することで対応が可能です。

ほかにも、患者さんの具体的な不安の内容さえ分かれば、経験豊富な医師ならば、それらすべてに対しての答えを持っています。

この本をお読みくださった皆さんは、白内障に関するさまざまな情報を得たことによって、精度の高い検査や設備投資を行い、確かなレンズ選択ができる、信頼できる医療機関にたどり着くはずです。

信頼している医師の話を聞けば、自分の想像するネガティブな未来は起こらないことが分かり、不安は自ずとなくなるでしょう。

「こんなことを話してもいいのだろうか?」などと遠慮せず、ぜひ胸のうちを打ち明けてみてください。

「医師を信じてはいるけれども、変な胸騒ぎが収まらない」

という方は、術後の新しい生活をイメージしてみてください。

1年前に買ったテレビの映像があまりにもきれいで、驚いているでしょうか。

読むのがつらくなって本棚に置かれている、面白い歴史小説を読んでいますか。

「ナイスショット！」と友人に言われたのに見えていなかったゴルフボールの行き先が見えて、爽快な気分を感じているでしょうか。

お孫さんを公園に連れていき、芝生の上でお弁当を広げて、すがすがしい青空を気持ち良く眺めているでしょうか。

白内障手術を受けたあとには、きっと大きな感動が待っています。

ネガティブになりがちな手術前ですが、新しい生活が始まったあとの楽しい毎日を想像することで、不安や恐怖を乗り越えやすくなるはずです。

Q　白内障手術で考えられるリスクは？

白内障の手術は、安全かつ短時間で受けられるのが大きな特徴です。

ただし、残念ながらリスクがゼロというわけではありません。

繰り返しになりますが、リスクを限りなくゼロにするためにも、確かな技術と経験を持つ、信頼できる医師の施術を受けることが第一です。

それでも、可能性はかなり低いのですが、白内障手術によって起こり得るいくつかのリスクやトラブルには次のようなものがあります。

●**眼内レンズが入らない**

「白内障が進行している」「水晶体と毛様体とをつなぐチン小帯が弱い」など、難易度が高いことが予想される手術では、1回の手術では眼内レンズを挿入できない場合があります。

この場合は、後日再手術を行い、眼球の壁に直接レンズを固定する（＝強膜内固定術）必要があります。

●**眼内レンズのピントがずれる（術後屈折誤差）**

術前に決めておいた眼内レンズのピントの位置がずれて、見え方に影響を及ぼすことがあります。誤差が大きい場合は、レンズの入れ替え手術を行わなければいけなくなります。

再手術は眼への負担が大きいため、精密な手術前検査をすることが必要不可欠です。

●感染（眼内炎）

手術中、あるいは術後に、まれに眼内に細菌が入り込んで増殖し、強い炎症が起こることがあります。手術の3日～1週間後に起こることが多いのですが、術後に適切に点眼薬を使っていれば、ほとんど発症することはありません。

「術後に何日も点眼薬を差すのが面倒」という声も聞かれますが、ここで点眼を怠ると思いがけない感染症につながりかねません。必ず毎日点眼するようにしてください。

手術の翌日以降に急激に視力が下がってきたり、目やにや充血、痛みをひどく感じたりするようなら、眼内炎の可能性があります。こうした違和感を覚えたら、できるだけ早く医師に相談してください。

●高眼圧

手術による炎症や、眼の中を手術で触ったことによる一時的な眼の機能低下が原因で起こります。2〜3日で正常な眼圧に戻ることがほとんどですが、手術の翌日以降に強い痛みを感じたら、速やかに医師の診察を受けてください。

●網膜剥離

眼の内側にある網膜がはがれて、視力低下につながることもある病気です。発症率は1％以下と低いですが、術後に生じるリスクがある合併症です。

術後に視野の一部が暗くなってきたなどの症状に気づいたら、早めに医師に連絡してください。

●駆逐性出血

発症率は0・03〜0・06％（1万例に3〜6件）と非常に低いのですが、眼の奥の動脈から大量に出血することがあります。

●眼内レンズのずれ・脱落

白内障の術後、眼を強くぶつける外傷などをきっかけに眼内レンズが中心からずれたり、眼の奥の硝子体へと脱落したりすることがあります。

この場合は眼内レンズを入れ直す再手術をする必要があります。眼を強くぶつけてから、急に見えにくさを感じたときは速やかに受診しましょう。

●嚢胞様黄斑浮腫

術後の早い時期に、まれに網膜のむくみや腫れが起こります。術後は目薬の点眼をしなければいけませんし、飲酒できないなど、生活上のさまざまな制限があります。その指示を守れなかった場合に発症することが多い病気です。糖尿病網膜症という持病がある人にも起こりやすくなります。

発症を防ぐために、術後は決められたことを守り、検診を指示どおりに受けることが大切です。

●かすみ、見えにくさ（後発白内障）

術後数カ月～数年が経過してから、もともと水晶体が入っていた袋（水晶体嚢）が濁り、かすみや見えにくさなど白内障と同じような症状が現れることがあります。これを後発白内障といいます。

専用のレーザーを照射して水晶体嚢の濁りを飛ばす視力回復治療によって、手術直後の見え方に戻ります。

●目の前で虫のようなものが動いている（飛蚊症）

飛蚊症は、目の前を糸くずや虫のようなものが動いているように見える症状です。視線を動かすと追いかけてくるような動きをし、細かく揺れるため、その名のとおり「目の前を蚊が飛んでいる」ように感じます。普段は気づかなくても、白い壁や空などを見たときに意識することが多いようです。

原因の多くは、手術前からあった眼の中央にある硝子体の濁りによるものです。手術で水晶体の濁りが取れたことで、もともとあった硝子体の濁りを自覚しやすくなるために、この症状が起こります。ほとんどの場合は2、3カ月ほど経つと気にならなくなります。

ただ、まれに網膜剥離の前兆として症状が出ることがあります。飛蚊症の症状を感じたら、念のため医療機関を受診しましょう。

白内障手術Q＆A（術後編）

術後は、多くの患者さんが新しい見え方に満足しており、快適な生活を取り戻せるようになっています。

ただ、術後に気になる症状があったり、生活の変化に戸惑う人もいます。時間が経てば解決するものがほとんどなので、事前に心構えをしておきましょう。

Q　術後の生活で気を付けることはありますか？

ほかのさまざまな手術と同じく、白内障手術においても術後は普段よりも気を付けて生活する必要があります。

術後3〜7日間は水やゴミが眼に入らないようにして、触ったり、こすったりしないように注意します。また、1週間程度は出かけるときと寝るときに、保護眼鏡か眼帯をつけるようにします。細菌の侵入や、ほこり、紫外線から眼を守るためのものです。

目安としては、およそ1カ月後に元の生活に戻ります。それまでは眼を強くこすったり、押さえたりしないようにするなど、生活においていろいろな注意事項があります。これから快適に眼を使っていくための1カ月間ですので、あまり無理をしないように過ごすことが大切です。

医療機関によって若干の違いはありますが、生活のなかで主に気を付けていただきたいのは次のことです。詳しくは手術予定の医療機関に確認してください。

食事……特別な食事制限はありません。日帰り手術の直後でも、普段どおりに食事をしてください。

飲酒……飲む量にもよりますが、1週間程度は禁酒したほうが望ましいです。アルコールは傷口の炎症の悪化を招く恐れがあります。

テレビ……手術当日でも、痛みがなければ可能です。そのほか、読書など眼を使う作業は手術の翌日以降であれば問題ありません。自分の体調に合わせて開始しましょう。

シャワー、入浴……首から下のシャワーは、手術当日～翌日から可能です。ただし眼に水や汗が入らないようにしてください。最初のうちは血圧が上がらないように、熱いお湯ではなく、ぬるま湯で短時間浴びるようにしましょう。洗髪・洗顔は経過を見て3日～1週間後から可能ですが、眼をタオルに押し付けないように、軽く拭き取りましょう。入浴は1週間後から始めます。

仕事……身体を動かさないデスクワークであれば、翌日～3日後を目安に開始しても問題ありません。歩き回ったり、運転をする営業などの職種なら、術後1週間を目安に開始しましょう。重い荷物を運ぶなど、体をよく動かす仕事は2～4週間後からが一般的です。

化粧……術後1週間は化粧を控えましょう。それ以降もしばらくは、まつ毛の内側にアイラインを引くなど、眼の周りの化粧は避けましょう。

散歩、買い物……家の周りを歩く程度なら、翌日でも可能です。あまり遠出はせず、

1週間程度は自宅中心の生活でゆっくりするのが理想です。

運転……術後に行う視力検査で、免許更新に必要な視力が出ていれば可能です。ただし術前とは見え方が変わっているので、最初は近所のスーパーなどに買い物に行く程度の距離から、徐々に慣れていきましょう。

マッサージ……マッサージ程度なら、翌日からでも大丈夫です。ただし、うつぶせ姿勢でのマッサージは、タオルなどで眼を押さえないようにする必要があります。

スポーツ……術後1週間は、汗をかくような運動は控えてください。ジムや体操など、軽く汗をかく程度の運動であれば、1週間後から可能です。筋トレやランニングは2～4週間後、テニス・バドミントン・卓球、ゴーグルをつけて本格的に泳ぐ水泳はそれぞれ1カ月後が目安になります。

Q　術後の眼の充血や痛みが気になります

術後は、患者さんから充血や痛みについての問い合わせが多く寄せられます。

「手術したあと、ゴロゴロして痛かったけれど、大丈夫？」

「眼の充血がなかなか取れないので心配です」
「次の日、眼帯を外してもあまりはっきりとは見えないけど、本当に良くなっているんですか？」

白内障手術で生じる傷は、2㎜程度の非常に小さなものです。手術自体もすぐ終わるので身体への負担は少ないのですが、やはり手術直後は眼がゴロゴロして痛みを感じたり、涙が出たり、充血したりします。

これらはごく一般的な症状なので、当日は無理せずに、家でゆっくり過ごすようにしてください。

ここでは主に聞かれる術後の気になる症状と、その理由を紹介します。

●眼の充血が気になる

術後に起こりやすい症状です。手術では眼に強い刺激を受けるので、眼球の毛細血管が膨張することによって起こります。処方される目薬を差していれば、3〜7日ほどで症状はなくなります。細菌感染を防ぐために、決められた用法で点眼薬を使用してください。

●光の刺激で眼が痛い

術後は、水晶体の濁りが取れたことで視界がとても明るくなります。眼のなかに入る光を直接感じやすくなり、眼が痛くなることがあります。徐々に慣れてくることが多いため、しばらく様子を見てください。

●見えにくくなった

無事に手術が終了しても、「見えにくい」と感じる状態がしばらく続くことがあります。これは、新しい眼内レンズにまだ脳が慣れていないために起こる現象です。早ければ翌日、長くても1週間すれば、ほとんどの方が視力の回復を実感できるようになります。

ただし、単焦点眼内レンズに比べて、多焦点眼内レンズは慣れるまでの個人差が大きいため、なかには慣れるまで1~6カ月程度かかる方もいます。術後にしっかり経過観察をしていきますが、不安や心配がありましたら、なんでも担当医に相談してください。

●眼に見えるものが青く感じる

水晶体は、年齢を重ねるにつれてだんだん黄色味を帯びていき、青色などの短い波長の光を取り入れにくくなっていきます。白内障の手術後は、眼内レンズがこれらの光を取り入れるようになるので、これまでとは違って視界が青みを帯びて見えることがあります。これもしばらくすると気にならなくなります。

●コバエのような小さいものが飛んでいるように感じる

眼の奥にある硝子体が濁っていることが原因で起こる、飛蚊症の症状の一つです。白内障の手術で水晶体の濁りが取り除かれたことで、改めて硝子体の濁りが自覚症状として出てきたものです。多くの場合は時間が経過すると気にならなくなるので、検診で様子を見ていきましょう。

●視野の端に、時々半円の弧のような光が見える

小さな眼内レンズを新たに入れたことで、光が乱反射して半円の弧のような光が見えることがあります。見えることはまれですが、時間が経つとともに改善することが多いため、3〜6カ月程度様子を見ます。

●遠くは見えるようになったが、近くは手術前より見えにくい

「遠くは見えるけれど、近くが見えにくくなった」というのは、近視だった人が、単焦点眼内レンズを使用したときに多い訴えです。近視で長年手元にピントが合っていたけれど、術後は眼鏡なしで遠くを見たいという希望があり、単焦点眼内レンズで遠くにピントを合わせたのが原因です。また、比較的年齢が若い人にこうした感想が多いようです。

こうしたギャップが出ないように、単焦点眼内レンズの見え方について、手術前によく医師から説明を受けることが大事です。

基本的に、単焦点眼内レンズで遠くにピントを合わせた場合は、近くを見るときには老眼鏡を使用する必要があります。

●両眼の白内障手術を受けたあと、左右で見え方が違う

左右で見え方が違う原因は、ほとんどが術後に残っている乱視によるものなので、眼鏡で乱視矯正をすれば改善されるでしょう。

ただし、ごくまれに、眼内レンズの度数と眼が合っていないことがあります。眼内レンズは通常、それぞれの眼に合った度数のものが選択されますが、それでも誤差が生じてしまった場合には、左右で見え方に差が出てきてしまいます。差が大きい場合は、レンズ交換手術を検討しなければいけません。

いずれにしても違和感があるようなら、医師に相談してみましょう。

●ドライアイが気になる

もともと少し眼が乾いている人が手術を受けると、ドライアイによる症状が一時的に悪化することがあります。原因は、手術自体や術後の点眼などの刺激によるものです。

担当医と相談してドライアイ治療をすれば、多くは2～3カ月で症状が落ち着きます。

Q　術後にかける眼鏡は、いつ買えばいいですか？

術前に使っていた眼鏡は、術後にほとんどの人が合わなくなります。術後の視力が安定するのは1～2カ月後ですので、その時期に眼鏡を作るのがいいでしょう。その間、裸眼ではどうしても生活に支障をきたす場合は、そのときの視力に合った眼鏡を一時的に作成して過ごします。この眼鏡の購入費用も医療費控除の対象になりますが、特別に高価な材料を使用したフレームや、装飾などは控除の対象外です。

なお、単焦点眼内レンズで手元に焦点を合わせていた場合は、ピントが合わない遠方を見るときに、もともと使っていた遠視用の眼鏡が使えるかもしれません。自宅にある眼鏡を眼科に持参して、主治医からアドバイスを受けるといいでしょう。

ちなみに術後は、水晶体の濁りが取れて光を取り込みやすくなり、まぶしさを感じやすくなるため、しばらくサングラスをかけたほうが眼が楽になります。また、紫外線やほこり、空気中の刺激物質などを防ぎ、傷口からの感染症を防ぐためにもサングラスが役立ちます。

偏向レンズ入りのサングラス（偏向サングラス）は、眼内レンズならではのギラつきやぼやけた感覚が改善されることも多いので、試してみることをおすすめします。

サングラスの購入費用は、術後直後にかける「保護眼鏡」と同じく、医療費控除の対象になります。確定申告の際には、医師の処方箋と領収証が必要ですので、大切に保管しておきましょう。

Ｑ　手術で入れた眼内レンズは劣化しますか？

白内障手術に使われる眼内レンズは、半永久的に使用できるので劣化することはありません。正式に認可されたレンズは耐久性試験を通過しており、耐用年数は人間の寿命よりも長いといわれています。

劣化しませんが「度数が合わない」「見え方に違和感がある」「外傷で眼内レンズの位置がずれた」という理由で、まれに再手術で交換が必要になることがあります。

第7章

「渡邊式・白内障治療」で最高の視力を手に入れよう

白内障手術で「後悔」しないために

　ここまで、白内障の原因や眼内レンズの選択、手術方法など、白内障手術に関するさまざまな情報を詳しくお伝えしてきました。

　私には、「患者さんに白内障手術で失敗してほしくない」という強い思いがあります。そのためにも、現状の白内障手術がどんなものか、どんなことに気を付ければいいのか、できるだけ知っていただきたいと思っています。

　本書で、専門的な内容にも踏み込んで解説させていただいたのはそのためです。

　どの医療機関にかかるか、どの眼内レンズを選ぶか、どの手術方法を選ぶか――。白内障手術に際して、さまざまな選択のなかから患者さんは自由に選ぶことになります。

　ところが、それほどまでに白内障手術に多くの選択肢が存在することは、意外と知られていません。

「お医者さんから言われるがまま、手術を受けてしまいました」

「そんなレンズがあったんですか？」

「もっと考えて選べば良かった……」

と後悔する患者さんの声を、私はこれまでたくさん聞いてきました。

患者さんにはぜひ、たくさんの白内障に関する情報に触れて、知識を蓄え、そのなかから納得のいく治療法を選んでほしいと切に願います。


それと同時に私たち医師も、患者さんの意思を尊重して、いろいろな選択肢を示していかなければならないとも感じています。

特に眼内レンズは、術後の見え方に関わる大事な選択です。ただ、昔ながらの医療機関では、「普通はこうですよ」と患者さんに選択肢を与えないこともあると聞きます。

白内障手術はどうしても年間件数が多く、日々の流れ作業になってしまいがちです。術前説明でも、ひととおり一般的なことを言うだけで、患者さんに寄り添った説明をしないというケースもあるようです。

ただ、患者さんには一人ひとりさまざまな思いがあることを、私たち医療者は決して忘れてはいけないと思います。

例えば、私自身は強度の近視で、眼鏡を外すと本すら読めません。

私のようなケースは、ピントは手元に合わせておいて、普段の生活ではこれまでどおりに眼鏡をする――というのが一般的な白内障手術です。

しかし、私は裸眼で生活することへの憧れが強く、自分が白内障手術をすることになったら、絶対に裸眼で遠くを見たいと考えています。眼鏡やコンタクトレンズをしなくてもすっきり見える世界、朝起きて眼鏡を探さなくてもよい生活を手に入れたいと思っています。「遠くを見るときは裸眼で、近くを見るときに眼鏡を使う」というのは、これまでとは逆の眼鏡の使い方になりますが、私は一向に構いません。もっと言えば、多焦点レンズを使って眼鏡のない生活を送りたいと思うでしょう。

私のような患者さんに対して、「いや、普通はそんなことはしませんよ？　手元にピントを合わせましょう。そのほうが違和感ないですから」などと言う医師は少なくないと思います。専門家である医師にここまで否定されると、患者さんは「それなら先生の言うとおりにしよう」となってしまうでしょう。

でも、「裸眼で遠くが見たい」という患者さんの強い思いがあるならば、はっきりと伝えていいですし、医師はそれをしっかり尊重するべきだと私は思います。今までは手元が見えていましたが、手術後はボヤけてしまうので老眼鏡が必要なケースもあります。

最近では多焦点レンズが登場しましたし、単焦点レンズでも2~3m先に焦点を合わせれば、遠くも近くもそれなりにしっかり見えるようになります。

これらの情報を伝えることなしに、患者さんの思いを無下にしてはいけません。患者さんのライフスタイル、術後にやりたいこと、大事に思っていること。そういうことをすべて聞いたうえで選択しないと、決して患者さんの満足は得られない。患者さんの希望について、「あなたの希望の見え方だと、今までの生活とはこういう点が変わります」と、メリットとデメリットを交えつつ話せる医師であるべきだと感じています。

そして、このような患者さん一人ひとりの希望をしっかり叶えるためには、眼内レンズの測定誤差を出すことは可能な限り避けなければなりません。現在活用できる最新技術を最大限に活かして、患者さんの「理想の見え方」を実現する責任が、私たち眼科医にはあると思っています。

「渡邊式・白内障治療」の原点

私がここまでの考えを持つに至ったのは、四六時中患者さんのことを考え続けていた父の姿を、幼少期から見ていたからだと思います。

ここで、「渡邊式・白内障治療」をより深くご理解いただくために、少しだけ私のルーツである父についてお話しさせてください。

私の父は産婦人科の開業医でした。

父は、私たち家族のことも大事にしてくれましたが、患者さんのことをとにかく大事に考える人でした。

当直も父一人でやっていましたので、休日でもクリニックから連絡があれば、どこにいようが飛んで帰っていました。そのため、いつ呼ばれてもすぐに帰宅できる範囲にしか移動しませんでした。寂しい思いもしましたし、家族旅行といっても、有馬温泉が最も遠いところでしたが、プールで遊んだり、温泉に一緒に入ったりと、とても楽しかった思い出があります。

父のクリニックが阪神淡路大震災で大きな被害を受けたときには、病室から出られなくなった患者さんや赤ちゃんを、父と一緒にドアを壊して助け出したりもしました。半壊状態のクリニックにお産の人が来るわけもないのに、もし救急で来たときに対応できるようにと、水の確保に駆けずり回ったり、患者さんの食事を作ったりもしました。

この当時の父は、何を考えていたのだろう――と、今になって時々考えることがあります。自分たち家族の将来を考えて、不安で押しつぶされそうになっていたのかもしれません。

ですが、父の取った行動は、「まずは医師としてできることは何か？」を常に考えていたことを物語っています。

そんな父の後ろ姿を見ているうちに、自然に私も医師を志していました。

ただ、元来勉強嫌いの自分が、医学部に合格するための努力は苦しさしかありませんでしたし、国家試験の勉強もただただ苦痛でした。医師国家試験を間近に控え勉強もせず、当日になり目が覚めるという悪夢を今でもたびたび見てしまうほど、つらかったのです。それでも、医師として生きてきた父の姿を思うたびに、医師以外の道を思い描くことはできませんでした。

念願の医学部に進み、私は父の専門である産婦人科に行くか、それ以外の科にするか、迷っていました。父のような産婦人科医に憧れながらも踏み切れなかった理由は、お恥ずかしいことですが、図体が大きく色黒の私が診察室にいたら、女性を怖がらせてしまわないだろうか……という不安があったからです。

病院実習のある日、眼科での研修で、白内障の手術を経験しました。

「見える！　先生、ありがとう！」

術後、患者さんがとても喜んで、目の前の担当医に感謝を伝えていたのです。

私は医師として、このとき初めて、父の気持ちがよく分かった気がしました。出産のときに子供の泣き声を初めて聞いた感動と、手術翌日に眼帯を取ったときに見える喜びは、共通するもののように感じたのです。

「眼科医として、患者さんの笑顔にずっと触れていられる医師になろう――」

こうして、私は眼科医の道を歩むことにしました。

患者さん一人ひとりに寄り添う治療を

しかし正直に申し上げると、医師になりたての私は、父のように患者さんを第一に考えられるような医師ではありませんでした。

大学病院に勤務していた頃は、紹介状が来てひたすら手術を行うという毎日の繰り返しでした。多忙であることを言い訳にして、患者さんの経過を詳しく聞けないままということも多々ありました。私の場合は、あのままずっと病院に勤めていたら、「もっと手術のテクニックを磨かなければ」「件数をもっとこなさなければ」と考えるばかりで、患者さんの人生の大切な瞬間に立ち合っていることを意識できないままだったかもしれません。

転機が訪れたのは、自分のクリニックを開業したときのことでした。やっと自分のペースで、自分なりの治療法を追求できるようになったと感じました。

クリニックとしては、まずは来てくれる患者さんを増やさなければいけません。そうなるとやはり、患者さんに喜んでもらうことが第一です。喜んでもらうためには、皆さんの術後の生活をどう豊かにするかを追求するべきだと思い至りました。

そして、10年後、20年後も快適な生活を送るために必要なのは何か、患者さんに丁寧に説明することを心がけるようにしました。

ゴルフが大好きな方なら、10年後もコースに出ているのか。

今の仕事をこれからもしばらく続けていくのか。

今後、ライフスタイルを変える予定はあるか。

患者さんのお話をうかがっていくうちに、手術を受ける前に考えていたものとは別の新たな価値観やライフスタイルが見つかることは珍しくありませんでした。こうして、患者さん一人ひとりに合った眼内レンズを選び、手術を行い続けました。

患者さんの話を丁寧に聞く日々を続けるうちに、手術件数をただこなすだけの流れ作業は絶対に無理だということが分かりました。それに、ただ手術件数を増やしても、患者さんの満足度は高まりません。「年間○○件もの手術件数」「手術時間たった○分」などといったデータは、自分自身の自己満足に過ぎないのかもしれないと考えるようになりました。

上手な手術は大切ですが、時間や年間件数を追い求めるためだけの「うまさ」は必要ありません。それよりも、眼内レンズ選びの精度や手術手技を高めるべく、常にさまざまな情報にアンテナを張り、技術を磨くことに徹しました。

そして今、診察室で患者さん一人ひとりと関わるなかで、皆さんがとてもうれしそうにしている姿を日常的に目にすることができています。

これまで白内障に気づかず過ごしてきたある患者さんは、ご自宅の4Kテレビについて、

「見え方が全然違う。アナログテレビの画質がちゃんと4Kになりました!」

と喜ばれていました。

また別のある患者さんは、

「かけていないのに眼鏡を外しそうになりました」

と笑顔で話してくださいました。

「ゴルフボールが見えるようになったわ! 入ってるのはやっぱりバンカーやけどな」

とお話しいただくこともありました。

手術後も、検査を通じてずっと患者さんの様子を見ていきますので、皆さんの笑顔やうれしそうな声を聞くことが私の大きなモチベーションになっています。

ただ、患者さん一人ひとりと向き合うのは、大変なことです。

大げさかもしれませんが、その人の人生をすべて見ていくことになり、手術するたびに、その人のその後の人生20年を左右する可能性があると、強い責任を感じています。

「お医者さんはお金もうけができていいな」

と知人に軽口をたたかれることもあります。しかし、お金もうけのためだけに続けられるほど、医師という仕事は単純なものではありません。おそらく多くの医師がそう思っていることでしょう。

お金が稼げれば、それに越したことはありません。しかし、お金には私のところに来てくれる患者さんの喜ぶ顔以上の価値はないと思っています。

父が産婦人科医を引退して10年ほどになります。今でも父は、昔の患者さんから町で声をかけられています。

「先生、ありがとうございました！」といつまでも感謝を伝えてもらえるのは、医師としての使命を全力でやり遂げたからこそでしょう。

私のクリニックも、父のように真の意味で患者さんに寄り添える医療機関でありたいと思っています。

また、全国にそんな医療機関がたくさん増えてほしいと期待しています。

私の祖母が今年亡くなりました。１００歳を超える長寿をまっとうしましたが、大学に入るまでは一緒に住んでいましたし、働き出してからもいつも私のことを気にかけてくれていたので、とても寂しいお別れでした。

その祖母から90歳を超えた頃に、「最近見えにくくなってきたんやけど」と相談を受けました。診察をしてみると白内障が原因であることが分かり、手術を勧めました。当初は「いつまで生きられるか分からんし、今まで手術も受けたことないから怖いしやめとくわ」と言っていました。それでもやはり見えにくかったようで、手術を受けることになりました。

「やっぱり死ぬときまでみんなの顔見てたいしね」というのが決心に至った理由でした。この言葉は今も僕の心に強く残り、眼科医としての使命、患者さんが求めているものについて確認したくなったときにいつも思い出します。

お別れの瞬間に言葉を交わすことは叶いませんでしたが、皆と目を合わせ、感謝の言葉を伝えられて良かったなぁと思います。

おわりに

白内障の手術当日。

患者さんは、眼鏡を外した状態で、そろそろと緊張した面持ちで手術室に入ってきます。

手術台に横たわり、患者さんに声をかけながら、処置も含めて20分ほどの手術を行います。

手術の翌日、眼帯を取り、眼を開けてもらいます。

「わあ！」

「すごい！」

「見えるようになった！」

その瞬間の患者さんたちの喜びの表情や歓声を、私は何度でも繰り返し思い出せます。

私は決してゴッドハンドを持つスーパー眼科医ではありませんし、眼科専門医として当たり前の技術しか持っていません。

しかし、患者さんたちはそんな私に感謝し、喜んでくださるのです。

「医師としてこれほどの喜びを感じられるのであれば、やれるだけのことをやらなければ……」

日々そんなことを考えながら、自分を鼓舞しています。

おそらく多くの医療関係者は、多かれ少なかれ、同じような思いを胸に秘めて仕事に励んでいることでしょう。

私の場合は、「患者さんの手術後の見え方も、生き方も幸せにする」という思いで手術に臨んでいます。

仮に100人の患者さんがいて、10人が泣いていていても「ほかの90人は喜んでいるから大丈夫！」などということは許されません。1人でも手術に不安や不満を抱えている人がいたら、いかに寄り添えるかを必死に考えたいと思っています。

「患者さんの手術後の見え方も、生き方も幸せにする」という思いを具体化するためには、何をおいても技術を磨かなければなりません。患者さんに多くのメリットを提供するための、確かな技術を身に付けたいのです。

白内障手術は、ただかすんでいる眼をきれいに見えるようにするだけのものではありません。患者さんのその後の人生に関わる重大な決断であり、これからの人生を豊かにしたいという思いの結晶であると私は考えています。

患者さんの満足のいく手術結果に直結するなら、検査や手術、眼内レンズ選びには、時間と体力が許す限りとことんこだわります。

私はこれからも本書に記した方法に、新しい技術を取り入れながら常に改善を続け、患者さん一人ひとりと向き合って治療を続けたいと思っています。

そして本書が、皆さんのより良いこれからの人生に役立つとしたら、望外の喜びです。

参考文献

※1　Lawless M et al. Eye Vis (Lond). 2017 Apr 4; 4: 10.

※2　García-Pérez JL et al. BMC Ophthalmol. 2017 May 17; 17(1): 72.

※3　Mencucci R et al. Graefes Arch Clin Exp Ophthalmol. 2018 Oct; 256(10): 1913-1922.

※4　Roberts HW et al. J Cataract Refract Surg. 2019 Jan; 45(1): 11-20.

※5　Nagy ZZ et al. J Cataract Refract Surg. 2019 Mar; 45(3): 337-342

※6　Day AC et al. BMJ Open. 2016 Jul 27; 6(7)

※7　Chee SP et al. Br J Ophthalmol. 2019 Apr; 103(4): 544-550

※8　Zhu Y et al. J Cataract Refract Surg. 2019 Mar; 45(3): 337-342

渡邊 敬三　わたなべ　けいぞう

南大阪アイクリニック院長

近畿大学医学部を卒業後、同眼科学教室に入局し、府中病院（和泉市）にて勤務。オーストラリア・シドニーでの研究留学などを経て、帰国後は同大学病院眼科にて医学部講師として、白内障外来および角膜・ドライアイ外来を担当する。前身の平木眼科を2016年に継承ののち、2018年に南大阪アイクリニックに名称を変更。最新の技術や医療機器を導入し診療に従事。海外ボランティア活動のほか、白内障や白内障手術の正しい情報を発信するオウンドメディア「白内障LAB」の監修も行っている。

本書についての
ご意見・ご感想はコチラ

誤差ゼロを追求する
渡邊式・白内障治療

2020年8月28日　第1刷発行

著　者　　渡邊敬三
発行人　　久保田貴幸

発行元　　株式会社 幻冬舎メディアコンサルティング
〒151-0051　東京都渋谷区千駄ヶ谷 4-9-7
電話 03-5411-6440（編集）

発売元　　株式会社 幻冬舎
〒151-0051　東京都渋谷区千駄ヶ谷 4-9-7
電話 03-5411-6222（営業）

印刷・製本　瞬報社写真印刷株式会社
装　丁　　後藤杜彦

検印廃止

Printed in Japan
ISBN 978-4-344-92833-6　C0047
幻冬舎メディアコンサルティングＨＰ
http://www.gentosha-mc.com/